全国高等医药院校教材

供基础、预防、临床、口腔、护理、影像、药学、检验、针灸推拿等专业用

人体解剖学
学习与实验指导

主　审　汪华侨
主　编　刘文国

电子工业出版社
Publishing House of Electronics Industry
北京·BEIJING

图书在版编目（CIP）数据

人体解剖学学习与实验指导 / 刘文国主编 . —北京：电子工业出版社，2020.7
ISBN 978-7-121-39141-5

Ⅰ . ①人… Ⅱ . ①刘… Ⅲ . ①人体解剖学 – 实验 – 高等学校 – 教材
Ⅳ . ① R322–33

中国版本图书馆 CIP 数据核字 (2020) 第 106631 号

责任编辑：汪信武
印　　刷：天津千鹤文化传播有限公司
装　　订：天津千鹤文化传播有限公司
出版发行：电子工业出版社
　　　　　北京市海淀区万寿路 173 信箱　　邮编：100036
开　　本：787×1092　　1/16　　印张：7.75　　字数：176 千字　　彩插：24
版　　次：2020 年 7 月第 1 版
印　　次：2020 年 9 月第 2 次印刷
定　　价：32.00 元

凡所购买电子工业出版社图书有缺损问题，请向购买书店调换。若书店售缺，
请与本社发行部联系，联系及邮购电话：（010）88254888，88258888。
质量投诉请发邮件至 zlts@phei.com.cn，盗版侵权举报请发邮件到 dbqq@phei.com.cn。
本书咨询联系方式：QQ 20236367。

《人体解剖学学习与实验指导》

编委人员名单

主　审　汪华侨

主　编　刘文国

副主编　李严斌　钟　铧　谭　亮

　　　　刘　锦　蔡志平　唐　海

编　者　（按姓氏笔画排序）

　　　　万　炜（海南医学院）

　　　　王树兴（佛山科学技术学院）

　　　　朱建华（大理大学）

　　　　向宇燕（南华大学）

　　　　刘　锦（广东茂名健康职业学院）

　　　　刘文国（佛山科学技术学院）

　　　　李严斌（南方医科大学）

　　　　李艳伟（邵阳学院）

　　　　何杰涛（佛山科学技术学院）

　　　　张小花（韶关学院）

　　　　陈龙菊（湖北民族大学）

　　　　钟　铧（西藏大学）

　　　　饶利兵（湖南医药学院）

　　　　洪乐鹏（广州医科大学）

　　　　唐　海（广东江门中医药职业学院）

　　　　韩利军（永州职业技术学院）

　　　　蔡志平（包头医学院）

　　　　谭　亮（韶关学院）

前　言

　　《人体解剖学》是医学生一门重要的专业基础课程，其学习效果极大地影响着后续的课程教学。新时代下，根据我国卫生事业发展的需要和岗位要求，我们建设《人体解剖学》课程要以医学生的能力培养、岗位需求为主线，精选医学生终身学习与发展必备的基本理论、基本知识、基本技能，努力体现教学内容的信息化，以及与职业实践的联系。医学生通过本门课程的学习可达到人体知识与技能、学习过程与方法、情感态度与价值观的有机统一。我们编写的这本《人体解剖学学习与实验指导》为《人体解剖学》的配套教材，在课程教学结构和内容上做了一些探索，旨在帮助学生在实验和复习、自学、自我检测学习效果时提供有效的指导。

　　本书分为运动系统、内脏系统、循环系统、感官系统、神经系统和内分泌系统六篇，每篇内容都包括实验、习题和参考答案。实验教学可以加强学生对理论知识的理解，每个实验都有实验目的和要求，实验内容，实验仪器、设备和材料，实验步骤和实验注意事项，可以帮助学生掌握实验的重点。通过实验和习题练习可以帮助学生领会本章节主要内容，从而达到教学大纲的要求。

　　本教材可供高等医学普通专科、四年制本科、高职高专和成人专科、专升本等层次的基础、预防、临床、口腔、护理、影像、药学、检验、针灸推拿等专业用。

　　由于时间仓促，加之编写水平有限，本书难免存在不妥之处，为进一步提高本书质量，以供再版时修正，恳请各位读者、专家提出宝贵意见。

汪华侨　刘文国

2020 年 3 月

目　录

第一篇　运动系统实验及习题 …………………………………………………… 1

实验一　躯干骨 …………………………………………………………………… 1

实验二　颅骨 ……………………………………………………………………… 3

实验三　四肢骨 …………………………………………………………………… 5

实验四　骨连结 …………………………………………………………………… 7

实验五　躯干肌 …………………………………………………………………… 9

实验六　头颈肌和四肢肌 ……………………………………………………… 11

运动系统习题 …………………………………………………………………… 13

运动系统习题参考答案 ………………………………………………………… 21

第二篇　内脏系统实验及习题 ………………………………………………… 25

实验七　消化系统 ……………………………………………………………… 25

实验八　呼吸系统 ……………………………………………………………… 28

实验九　泌尿系统和男性生殖系统 …………………………………………… 30

实验十　女性生殖系统、腹膜 ………………………………………………… 32

消化系统习题 …………………………………………………………………… 34

消化系统习题参考答案 ………………………………………………………… 38

呼吸系统习题 …………………………………………………………………… 41

呼吸系统习题参考答案 ………………………………………………………… 43

泌尿系统习题 …………………………………………………………………… 45

泌尿系统习题参考答案 ………………………………………………………… 47

生殖系统习题 …………………………………………………………………… 48

生殖系统习题参考答案 ………………………………………………………… 51

腹膜习题 ………………………………………………………………………… 52

腹膜习题参考答案 ……………………………………………………………… 53

第三篇　循环系统实验及习题 ··· 54

　　实验十一　心 ··· 54

　　实验十二　动脉 ··· 56

　　实验十三　静脉和淋巴系统 ··································· 58

　　心血管系统习题 ··· 60

　　心血管系统习题参考答案 ····································· 67

　　淋巴系统习题 ··· 70

　　淋巴系统习题参考答案 ······································· 71

第四篇　感官系统实验及习题 ··· 73

　　实验十四　感觉器官 ··· 73

　　感官系统习题 ··· 75

　　感官系统习题参考答案 ······································· 77

第五篇　神经系统实验及习题 ··· 79

　　实验十五　脊髓和脑干 ······································· 79

　　实验十六　间脑、小脑和端脑 ································· 81

　　实验十七　脊神经 ··· 83

　　实验十八　脑神经 ··· 85

　　实验十九　脑和脊髓的被膜、血管及脑脊液循环 ················· 88

　　实验二十　传导通路 ··· 90

　　中枢神经系统习题 ··· 95

　　中枢神经系统习题参考答案 ··································· 102

　　周围神经系统习题 ··· 106

　　周围神经系统习题参考答案 ··································· 111

第六篇　内分泌系统实验及习题 ··· 114

　　实验二十一　内分泌系统 ····································· 114

　　内分泌系统习题 ··· 116

　　内分泌系统习题参考答案 ····································· 117

人体解剖学实验报告 ··· 119

第 一 篇

运动系统实验及习题

实验一　躯干骨

一、实验目的和要求

1. 理解人体的解剖学姿势、轴、面及方位术语。

2. 骨的一般形态、分类、基本结构及功能，骨的化学成分及各成分的物理特性。

3. 躯干骨的位置、组成，椎骨的一般形态及各椎骨的形态特征。

4. 肋骨的形态、分部、结构和功能。

5. 胸骨的形态、结构及分部。

6. 躯干骨重要的骨性标志。

二、实验内容

1. 结合各椎骨标本及躯干骨挂图：观察椎骨的一般形态、结构、分部及各椎骨（颈椎、胸椎、腰椎、骶骨、尾骨）的形态、结构特点。

2. 结合肋骨和胸骨标本，观察肋骨和胸骨的形态和分部。

3. 在活体上触摸躯干骨重要的体表标志：隆椎棘突、颈静脉切迹、胸骨角、胸骨下角、肋弓和剑突。

三、实验仪器、设备和材料

1. 颈椎、胸椎、腰椎、骶骨、尾骨、肋骨和胸骨标本。

2. 躯干骨挂图。

四、实验步骤

1. 介绍人体解剖学课程的实验方法。

2. 指导学生观察躯干骨标本、挂图。

3. 示教椎骨的一般形态、结构，骶骨、尾骨、肋骨、胸骨的形态、结构。

4. 示教胸骨角、颈静脉切迹、隆椎棘突、肋弓、剑突、胸骨下角等结构在体表的位置。

5. 布置本次课程作业：学生 3 人一组，其中 1 人拍摄视频，另外 2 人相互在对方身上触摸胸骨角、颈静脉切迹、隆椎棘突、肋弓、剑突、胸骨下角等结构。要求每位学生都在组员身上找出相应的结构，并以视频形式提交作业。

五、实验注意事项

1. 保持实验室安静。

2. 爱护骨骼标本。

实验二　颅骨

一、实验目的和要求

1. 颅的位置和组成，脑颅、面颅诸骨的名称和位置。

2. 颅的前面观、侧面观、顶面观、后面观及颅底内面和外面的重要结构。

3. 颅底内面 3 个颅窝的境界及重要结构，包括重要孔裂、颅底外面观。

4. 骨性鼻腔的组成及其与骨性鼻旁窦的关系。

5. 新生儿颅的特征。

6. 颅的骨性标志。

二、实验内容

1. 结合全颅标本、挂图，观察颅的组成及脑颅、面颅诸骨的位置、名称及形态特点。

2. 结合颅的水平切标本，观察颅底内面 3 个颅窝的境界及重要结构（鸡冠、筛孔、蝶鞍、垂体窝、视神经孔、眶上裂、眶下裂、圆孔、卵圆孔、棘孔、破裂孔、颈动脉管内口、枕骨大孔、斜坡、内耳门、舌下神经管内口、枕内隆凸、横窦沟、乙状窦沟、颈静脉孔等）。

3. 结合颅的水平切及全颅标本，观察颅底外面的重要结构（枕骨大孔、枕髁、枕外隆突、上项线、舌下神经管外口、颈动脉管外口、茎突、乳突、茎乳孔、外耳门、下颌窝、颧弓、硬腭、腭中缝、切牙孔、腭大孔、上颌牙槽突、鼻后孔、翼突内、外板等）。

4. 结合全颅标本，观察颅的前面观、侧面观及颅顶的结构。

5. 结合全颅及颅的正中矢状切标本，观察骨性鼻腔的组成。结合骨性鼻旁窦标本，观察骨性鼻旁窦的位置、出口及其与骨性鼻腔的关系。

6. 结合新生儿颅的标本，观察新生儿颅的特点。

7. 在活体上观察、触摸颅的骨性标志，包括眉弓、枕外隆凸、乳突、颧弓、下颌角、下颌头、下颌底、舌骨等。

三、实验仪器、设备和材料

1. 全颅标本、颅的正中矢状切标本、颅的水平切标本。

2. 游离蝶骨、筛骨、下颌骨、舌骨标本。

3. 新生儿颅的标本。

4. 骨性鼻旁窦标本。

5. 全颅挂图。

四、实验步骤

1. 指导学生观察全颅挂图及颅的各类标本。

2. 示教：①颅前面观结构（眶、骨性鼻腔），鼻旁窦的位置和出口。②颅顶结构（冠状缝、矢状缝、人字缝）。③颅后面观（枕外隆凸、上项线）。④颅侧面观（翼点、外耳门、颧弓、乳突）。⑤颅底内面3个颅窝的境界及重要结构（筛孔、垂体窝、视神经孔、眶上裂、圆孔、卵圆孔、棘孔、破裂孔、颈动脉管内口、枕骨大孔、舌下神经管内口、枕内隆凸、横窦沟、乙状窦沟、颈静脉孔）。⑥颅底外面观（骨腭、上牙槽突、腭大孔、枕骨大孔、枕髁、髁管、颈静脉孔、颈动脉管外口、茎突、乳突、茎乳孔、下颌窝、关节结节、棘孔、卵圆孔）。

3. 探究颅底内、外面孔裂的穿通。

4. 布置本次课程作业：学生3人一组，其中1人拍摄视频，另外2人相互在对方身上触摸眉弓、枕外隆凸、乳突、颧弓、下颌角、下颌头、下颌底、舌骨等。要求每位学生都在组员身上找出相应的结构，并以视频形式提交作业。

五、实验注意事项

1. 颅的各类标本骨质薄而脆，请注意爱护。

2. 颅底内面和颅底外面的孔裂大都相通，注意用探针观察其沟通关系。

实验三　四肢骨

一、实验目的和要求

1. 上肢骨的组成、分部及名称。

2. 上肢各骨的形态结构。重点观察肱骨、桡骨和尺骨的形态结构。

3. 腕骨的位置排列，掌骨、指骨的一般形态。

4. 在活体上触摸上肢骨的重要骨性标志。

5. 下肢骨的组成、分部及名称。

6. 髋骨的位置、组成、形态结构。

7. 股骨、胫骨、腓骨、髌骨的位置和形态结构，跗骨的位置排列。

8. 在活体上触摸下肢骨的重要骨性标志。

二、实验内容

1. 结合四肢骨挂图、骨架及游离上肢骨标本，掌握上肢骨的组成、分部及名称，并理解其形态特点与功能的关系。

2. 结合游离上肢骨标本，观察上肢各骨的形态结构，重点观察肱骨、桡骨和尺骨的形态结构。

3. 结合游离手骨标本，观察腕骨的位置排列情况，掌骨、指骨的一般形态、位置和排列关系。

4. 在活体上触摸上肢骨的重要骨性标志，包括肩胛冈、肩胛上角、肩胛下角、肩峰、锁骨、肱骨大结节、肱骨内上髁、肱骨外上髁、桡骨头、尺骨鹰嘴、桡骨茎头、尺骨茎突、豌豆骨。

5. 结合四肢骨挂图、骨架及游离下肢骨标本，掌握下肢骨的组成、分部及名称，并理解其形态特点与功能的关系。

6. 结合成人骨盆、婴儿骨盆、游离髋骨标本，观察髋骨的位置、组成、形态结构。

7. 结合游离下肢骨标本，观察股骨、胫骨、腓骨、髌骨的位置和形态结构，以及跗骨的位置排列。

8. 在活体上触摸下肢骨的重要骨性标志，包括髂嵴、髂前上棘、髂后上棘、坐骨结节、大转子、髌骨、胫骨粗隆、腓骨头、内踝、外踝、跟骨结节等。

三、实验仪器、设备和材料

1. 骨架。

2. 游离上肢骨标本。

3. 成人骨盆，婴儿骨盆。

4. 游离下肢骨标本。

5. 四肢骨挂图。

四、实验步骤

1. 示教肩胛骨、锁骨、肱骨、尺骨、桡骨的形态结构，腕骨的位置排列及名称。

2. 示教肱骨内上髁、肱骨外上髁和尺骨鹰嘴三点的位置关系。

3. 示教髋骨、股骨、髌骨、胫骨、腓骨的形态结构，跗骨的位置排列及名称。

4. 指导学生观察四肢骨标本和挂图。

5. 布置本次课程作业：学生 3 人一组，其中 1 人拍摄视频，另外 2 人相互在对方身上触摸肩峰、肩胛上角、肩胛下角、肩胛冈、肱骨大结节、尺骨鹰嘴、肱骨内上髁、肱骨外上髁、尺骨茎突、桡骨茎突、髂嵴、髂前上棘、髌骨、胫骨粗隆、腓骨头、内踝、外踝、跟骨结节等结构。要求每位学生都在组员身上找出相应的结构，并以视频形式提交作业。

五、实验注意事项

1. 注意上肢骨、下肢骨的骨性标志的确认，在活体上进行触摸。

2. 注意髋骨结构的复杂性。

实验四　骨连结

一、实验目的和要求

1. 关节的基本结构及辅助结构，关节运动的基本形式。

2. 椎骨的连结：椎间盘的形态结构和功能，前、后纵韧带的位置、形态、附着与功能，黄韧带的位置、形态、附着与功能，脊柱的组成、正常弯曲及其功能。

3. 骨性胸廓的组成及其功能，胸廓上口、下口的形态和组成。

4. 颞下颌关节的结构和运动形式。

5. 胸锁关节、肩关节、肘关节和桡腕关节的形态、结构特点和运动形式。

6. 骶髂关节、髋关节、膝关节和踝关节的形态、结构特点和运动形式，骨盆的组成、正常方位和分部，足弓的组成及其功能。

二、实验内容

1. 结合各关节的剖面标本，观察关节的基本结构（关节面、关节囊、关节腔）及辅助结构（关节软骨、韧带、关节盘、关节唇）。

2. 在自身关节上做出关节运动的基本形式。

3. 结合骨架标本，观察脊柱的组成，正常弯曲及其功能；骨性胸廓的组成及其功能，胸廓上、下口的形态和组成。

4. 结合椎骨连结各切面标本，观察椎间盘(纤维环及髓核)的形态、结构和功能，前纵韧带、后纵韧带、黄韧带、棘上韧带、棘间韧带、项韧带等的位置、形态、附着与功能。

5. 结合胸肋关节标本，观察胸肋关节的组成、结构特点，并理解其功能。

6. 结合上肢各关节（完整及剖面）标本，观察上肢各关节的位置和组成，重点观察胸锁关节、肩关节、肘关节和桡腕关节的形态、结构特点和运动形式。

7. 结合髋关节及骨盆标本，观察骨盆的构造、男、女性骨盆的差异、骶髂关节的组成，重点观察骶结节韧带、骶棘韧带及其围成的坐骨大孔、坐骨小孔。

8. 结合髋关节、膝关节、踝关节（完整及剖面）标本，观察髋关节（关节唇、股骨头韧带）、膝关节（半月板、前后交叉韧带、侧副韧带）、踝关节的组成，理解其结构特点与功能的关系。

9. 结合足部连结标本及游离足骨标本，观察足弓的组成及其功能。

三、实验仪器、设备和材料

1. 骨架标本。

2. 全身各关节的剖面标本（示关节的基本结构及辅助结构）。

3. 椎骨连结各切面标本，胸肋关节标本。

4. 颞下颌关节完整标本，颞下颌关节剖面标本。

5. 肩关节、胸锁关节、肘关节、桡腕关节及手的关节（完整及剖面）标本。

6. 髋关节、膝关节、踝关节、足部连结（完整及剖面）标本，男、女性骨盆标本，婴儿骨盆标本。

7. 有关骨及关节的 X 线片及阅片机。

四、实验步骤

1. 指导学生观察各类关节标本。

2. 示教：①关节的基本结构。②椎骨的连结：椎间盘、前纵韧带、后纵韧带、黄韧带、棘间韧带、棘上韧带。③肩关节、肘关节、腕关节、骨盆、髋关节、膝关节、踝关节的组成、形态、结构特点。

3. 小结本次课程内容。

五、实验注意事项

1. 注意结合活体，理解关节的运动形式。

2. 注意观察男、女性骨盆结构性差异，理解女性骨盆特征与分娩的临床意义。

实验五　躯干肌

一、实验目的和要求

1. 骨骼肌的形态、结构、起止和作用，肌的辅助装置。

2. 胸大肌、胸小肌、前锯肌、肋间内肌、肋间外肌的位置、形态、起止和功能。

3. 斜方肌、菱形肌、背阔肌、竖脊肌的位置、形态、起止和功能。

4. 膈的位置、形态、结构特点（中心腱、3 个裂孔、薄弱区）和功能。

5. 腹直肌、腹外斜肌、腹内斜肌和腹横肌的位置、形态、起止和功能。

6. 躯干肌的肌性标志。

二、实验内容

1. 结合游离肌肉标本及肌横切标本，观察肌的形态及辅助装置（肌腹、肌腱、浅筋膜、深筋膜、肌间隔、腱鞘）。

2. 结合全身肌肉标本、模型和躯干肌挂图，观察胸大肌、胸小肌、前锯肌、肋间内肌、肋间外肌、斜方肌、菱形肌、背阔肌、竖脊肌、腹外斜肌、腹内斜肌、腹横肌、腹直肌的位置、形态、起止，并理解其功能。

3. 结合膈标本，观察膈的位置、形态、结构特点，理解其功能。

4. 结合全身肌肉标本及腹股沟区标本，观察腹股沟韧带、腹股沟管、陷窝韧带、腹股沟镰、腹股沟管皮下环、腹股沟管深环、腹股沟三角。

5. 结合腹直肌鞘标本，观察腹直肌鞘前、后层，弓状线、半月线、腹白线和腱划。

6. 在活体上观察躯干肌重要的肌性体表标志: 斜方肌、背阔肌、竖脊肌、胸大肌、腹直肌。

三、实验仪器、设备和材料

1. 游离肌肉（各种形态）标本及肌横切标本（示肌肉的辅助装置）。

2. 全身肌肉标本和模型。

3. 胸肌标本，膈标本。

4. 腹前外侧肌群、腹直肌鞘标本，腹后肌群标本，腹股沟区标本。

5. 躯干肌挂图。

四、实验步骤

1. 示教：①胸大肌、胸小肌、前锯肌、肋间内肌、肋间外肌的位置、形态、起止和功能。②膈的位置、形态和结构特点。③腹直肌、腹外斜肌、腹内斜肌、腹横肌的位置、形态、起止和功能。④腹直肌鞘的构成，观察弓状线、半月线、腹白线和腱划；腹股沟韧带、腹股沟管、腹股沟三角等结构及其临床意义。

2. 指导学生观察躯干肌标本、模型和挂图。

3. 小结本次课程内容。

五、实验注意事项

1. 注意腹直肌鞘的组成及其形态，腹股沟管内男性及女性通过的结构。

2. 注意膈的位置和结构特点。

实验六　头颈肌和四肢肌

一、实验目的和要求

1. 咬肌、颞肌的位置、起止和功能，表情肌的位置和名称。

2. 胸锁乳突肌和前斜角肌的位置和功能。

3. 上肢肌的分部、分群、分层和排列概况，三角肌、肱二头肌和肱三头肌的位置、起止和功能。

4. 肱桡肌、旋前圆肌、桡侧腕屈肌、掌长肌、尺侧腕屈肌、指浅屈肌、拇长屈肌和指深屈肌、旋前方肌的位置、起止和功能。

5. 下肢肌的分部、分群、分层和排列概况，臀大肌和髂腰肌的位置、起止和功能，股四头肌、缝匠肌、姆长收肌、大收肌、股二头肌、半腱肌和半膜肌的位置、起止和功能。

6. 胫骨前肌、趾长伸肌、姆长伸肌、腓骨长肌、腓骨短肌和小腿三头肌的位置、起止和功能。

二、实验内容

1. 结合表情肌标本及模型，观察表情肌的位置和名称。

2. 结合咀嚼肌标本，观察咀嚼肌的位置、名称，重点观察咬肌、颞肌的位置、起止，并理解其功能。

3. 结合颈肌标本及颈深肌群模型，观察颈阔肌、胸锁乳突肌、舌骨上下肌群及颈深肌群的名称、位置，重点观察胸锁乳突肌及前斜角肌的位置，并理解其功能。

4. 在活体上观察咬肌、颞肌、胸锁乳突肌的体表标志。

5. 结合头颈肌和四肢肌挂图及上肢肌标本，观察上肢肌组成和分群，重点观察三角肌、肱二头肌、肱三头肌的位置、起止，并理解其功能。

6. 结合上肢肌标本，观察前臂肌的分群、分层和排列，重点观察肱桡肌、旋前圆肌、桡侧腕屈肌、掌长肌、尺侧腕屈肌、指浅屈肌、拇长屈肌、指深屈肌、旋前方肌的位置、起止，并理解其功能。

7. 结合手标本及手肌模型，观察手肌的组成、分群、名称，重观察蚓状肌、屈指肌腱及腱鞘。

8. 结合头颈肌和四肢肌挂图及下肢肌标本、髋肌标本，观察髋肌的组成及名称，重点观察臀大肌、髂腰肌的位置、起止，并理解其功能。观察大腿肌的组成、分群及名称，重点观察股四头肌、缝匠肌、蹈长收肌、大收肌、股二头肌、半腱肌、半膜肌的位置和起止，并理解其功能。

9. 结合小腿肌标本，观察小腿肌的组成名称、分群和位置，重点观察胫骨前肌、趾长伸肌、蹈长伸肌、腓骨长肌、腓骨短肌和小腿三头肌的位置、起止，并理解其功能。

10. 结合活体，观察上肢肌和下肢肌的重要肌性标志。上肢肌的重要肌性标志包括三角肌、肱二头肌、桡侧腕屈肌腱、掌长肌腱、尺侧腕屈肌腱、拇长展肌腱、拇长伸肌腱。下肢肌的重要肌性标志包括臀大肌、股四头肌、股二头肌腱、半腱肌腱、半膜肌腱、小腿三头肌和跟腱，趾长伸肌腱和蹈长伸肌腱。

三、实验仪器、设备和材料

1. 表情肌标本及模型，咀嚼肌标本。

2. 颈肌标本，颈深肌群模型。

3. 全身肌肉标本和模型。

4. 上肢肌标本，手肌模型和手标本（有屈指肌腱）。

5. 下肢肌标本，髋肌标本，小腿肌标本。

6. 头颈肌和四肢肌挂图。

四、实验步骤

1. 示教：①表情肌、咀嚼肌、颈部肌的位置和起止。②肩胛下肌、冈上肌、冈下肌、大圆肌、小圆肌、肱二头肌、肱肌、喙肱肌、肱三头肌的位置和起止，三边孔、四边孔的组成。③前臂肌群的名称、位置和起止。④髋肌、大腿前群肌、大腿后群肌、大腿内侧群肌、小腿前群肌、小腿外侧群肌、小腿后群肌的名称、位置和起止。

2. 指导学生观察头颈肌和四肢机标本、模型及挂图。

3. 小结本次课程内容。

五、实验注意事项

1. 注意颈前外侧群肌的分布特点，舌骨上、下肌群的位置。

2. 前臂前群肌、后群肌的数目较多，注意区分。

3. 注意髋肌的分布与臀部肌内注射位置的联系。

运动系统习题

一、A 型选择题（每题有 A、B、C、D、E 5 个备选答案，请从中选择 1 个最佳答案）

1. 将人体纵切成左右两部分的面是

    A. 冠状面　　　　　　B. 矢状面　　　　　　C. 横切面

    D. 垂直面　　　　　　E. 水平面

2. 下列关于方位的描述，错误的是

    A. 近头者为上　　　　B. 近正中矢状面者为内　　C. 近背者为后

    D. 近肢体附着部位者为近侧 E. 距体表远者为深

3. 下列关于解剖学姿势的描述，错误的是

    A. 人体直立　　　　　B. 两眼平视　　　　　C. 上肢下垂

    D. 相当于立正站立的姿势　E. 足尖向前

4. 下列关于矢状轴的描述，正确的是

    A. 呈左右方向的水平轴　B. 呈前后方向的水平轴　C. 呈垂直方向的轴

    D. 与人体长轴平行　　　E. 可将人体分前后两部分

5. 常用来描述空腔器官的方位的是

    A. 上和下　　　　　　B. 前和后　　　　　　C. 内和外

    D. 内侧和外侧　　　　E. 深和浅

6. 将人体切成前后两半的面称为

    A. 矢状面　　　　　　B. 冠状面　　　　　　C. 垂直面

    D. 横切面　　　　　　E. 纵切面

7. 下列属于短骨的是

    A. 指骨　　　　　　　B. 锁骨　　　　　　　C. 椎骨

    D. 月骨　　　　　　　E. 趾骨

8. 下列不属于骨的构造的是

    A. 关节盘　　　　　　B. 骨膜　　　　　　　C. 骨小梁

    D. 板障　　　　　　　E. 黄骨髓

9. 颅盖骨内的骨松质称为

    A. 内板　　　　　　　B. 外板　　　　　　　C. 骨板

D. 板障   E. 骨缝

10. 下列关于胸骨角的描述，正确的是

    A. 平对第 2 肋间隙   B. 平对第 2 肋软骨   C. 胸骨体与剑突形成

    D. 凸向内面   E. 是两肋弓的夹角

11. 肩胛骨下角平

    A. 第 1 肋   B. 第 2 肋   C. 第 3 肋

    D. 第 5 肋   E. 第 7 肋

12. 胸椎的结构特点是

    A. 有横突孔   B. 椎体高大   C. 棘突水平

    D. 横突有肋凹   E. 上、下关节面呈矢状位

13. 颈椎的结构特点

    A. 横突有横突孔   B. 第 1 颈椎有齿突   C. 第 2 颈椎称隆椎

    D. 第 7 颈椎称枢椎   E. 第 7 颈椎棘突分叉

14. 椎孔

    A. 由椎体与椎弓围成   B. 由椎体与椎弓根围成   C. 又称椎间孔

    D. 由椎体与椎板围成   E. 由椎板与椎弓围成

15. 不成对的面颅骨是

    A. 下颌骨   B. 上颌骨   C. 颧骨

    D. 腭骨   E. 下鼻甲

16. 翼点位于

    A. 额、顶、枕、颞骨四骨邻接处

    B. 顶、枕、颞、蝶骨四骨邻接处

    C. 顶、枕、颞、筛骨四骨邻接处

    D. 额、顶、颞、筛骨四骨邻接处

    E. 额、顶、颞、蝶骨四骨邻接处

17. 有鼻旁窦的是

    A. 额骨   B. 下颌骨   C. 颞骨

    D. 顶骨   E. 枕骨

18. 颅前窝的结构有

    A. 筛孔   B. 圆孔   C. 卵圆孔

    D. 视神经管   E. 颈静脉孔

19. 非颅后窝的结构是
    A. 颈静脉孔　　　　　　B. 颈动脉管内口　　　　C. 内耳门
    D. 斜坡　　　　　　　　E. 舌下神经管内口

20. 下列属于颅中窝的结构是
    A. 颞窝　　　　　　　　B. 垂体窝　　　　　　　C. 翼腭窝
    D. 颞下窝　　　　　　　E. 下颌窝

21. 下列关于鼻旁窦的描述，正确的是
    A. 蝶窦开口于中鼻道　　B. 前筛窦开口于上鼻道　C. 额窦开口于中鼻道
    D. 上颌窦开口于下鼻道　E. 后筛窦开口于中鼻道

22. 下列属于桡骨的结构是
    A. 尺切迹　　　　　　　B. 桡切迹　　　　　　　C. 桡神经沟
    D. 外科颈　　　　　　　E. 解剖颈

23. 下列属于尺骨的结构是
    A. 尺神经沟　　　　　　B. 鹰嘴窝　　　　　　　C. 冠突窝
    D. 三角肌粗隆　　　　　E. 桡切迹

24. 下列与肱骨滑车构成关节的结构是
    A. 桡骨头　　　　　　　B. 尺骨头　　　　　　　C. 滑车切迹
    D. 桡切迹　　　　　　　E. 桡骨环状关节面

25. 近侧列腕骨不包括
    A. 手舟骨　　　　　　　B. 月骨　　　　　　　　C. 三角骨
    D. 钩骨　　　　　　　　E. 豌豆骨

26. 下列属于肱骨的结构是
    A. 尺切迹　　　　　　　B. 桡切迹　　　　　　　C. 滑车切迹
    D. 尺神经沟　　　　　　E. 冠突

27. 体表易触摸到的骨性标志是
    A. 肩胛下窝　　　　　　B. 肩峰　　　　　　　　C. 股骨头
    D. 椎体　　　　　　　　E. 骶骨岬

28. 下列不构成骨盆界线的是
    A. 骶骨岬　　　　　　　B. 弓状线　　　　　　　C. 耻骨梳
    D. 耻骨弓　　　　　　　E. 耻骨联合上缘

29. 关节腔内的滑液来自
    A. 关节软骨　　　　　　B. 关节囊的滑膜层　　　C. 关节囊的纤维层

D. 关节面   E. 滑膜囊

30. 滑膜关节的基本结构包括

    A. 关节面、关节囊、韧带

    B. 关节面、关节囊、关节软骨

    C. 关节面、关节囊、关节腔

    D. 关节面、关节腔、关节盘

    E. 关节面、关节腔、关节唇

31. 下列关于椎间盘的描述，正确的是

    A. 连于相邻两椎弓板之间   B. 没有弹性   C. 髓核易向前方脱出

    D. 由纤维环和髓核组成   E. 各部椎间盘厚薄一致

32. 椎弓板之间的韧带是

    A. 前纵韧带   B. 棘上韧带   C. 项韧带

    D. 棘间韧带   E. 黄韧带

33. 脊柱中运动幅度最大的部位是

    A. 颈部、腰部   B. 胸部、腰部   C. 腰部、骶部

    D. 骶部、尾部   E. 尾部、颈部

34. 下列关于肩关节的描述，正确的是

    A. 关节窝较深   B. 关节囊薄而松弛   C. 有囊内韧带加强

    D. 运动范围小   E. 易向后下方脱位

35. 髋关节

    A. 由耳状关节面和股骨头组成   B. 关节囊薄而松弛

    C. 有股骨头韧带相连   D. 运动幅度比肩关节大   E. 没有关节唇

36. 下列关于距小腿关节的描述，错误的是

    A. 由胫、腓骨下端和距骨滑车组成   B. 又称踝关节

    C. 前、后壁薄而松弛   D. 内侧韧带较强   E. 只做屈伸运动

37. 不参与桡腕关节组成的结构是

    A. 桡骨下端关节面   B. 尺骨下端关节面   C. 三角形关节盘

    D. 舟骨   E. 月骨

38. 膝关节

    A. 由股骨、胫骨、腓骨、髌骨组成

    B. 可做屈、伸、展、收运动   C. 半月板有 3 块

    D. 前交叉韧带可防止胫骨前移   E. 腓侧副韧带为囊内韧带

39. 具有关节盘的关节是

    A. 肩关节　　　　　　　B. 颞下颌关节　　　　　C. 踝关节

    D. 髋关节　　　　　　　E. 肘关节

40. 肘关节不具有的结构是

    A. 桡骨环状韧带　　　　B. 桡尺近侧关节　　　　C. 肱桡关节

    D. 肱尺关节　　　　　　E. 关节盘

41. 下列关于颞下颌关节的描述，错误的是

    A. 有关节盘　　　　　　B. 有关节唇　　　　　　C. 可使下颌骨上提和下降

    D. 可使下颌骨前进和后退　E. 可使下颌骨向侧方运动

42. 肌的辅助结构不包括

    A. 浅筋膜　　　　　　　B. 深筋膜　　　　　　　C. 肌腱

    D. 滑膜囊　　　　　　　E. 腱鞘

43. 下列关于三角肌的描述，正确的是

    A. 为胸上肢肌　　　　　B. 起于锁骨全长、肩峰和肩胛冈

    C. 从四周包围肩关节　　D. 可使肩关节内收　　　E. 主要使肩关节外展

44. 下列与肘关节屈伸无关的肌是

    A. 肱三头肌　　　　　　B. 肱二头肌　　　　　　C. 肱肌

    D. 三角肌　　　　　　　E. 肱桡肌

45. 前锯肌收缩时

    A. 可内收肩关节　　　　B. 使肩胛骨向前　　　　C. 使肩胛骨下角旋内

    D. 使肩胛骨向后　　　　E. 使肩关节前屈

46. 竖脊肌

    A. 是背部强大的屈肌　　B. 位于背部的最浅层　　C. 收缩时可使脊柱后伸

    D. 可以成为全身最大的阔肌　　　　　　　　　　E. 仅连于相邻椎骨之间

47. 在肘窝中央可摸到的肌腱是

    A. 掌长肌腱　　　　　　B. 桡侧腕屈肌腱　　　　C. 尺侧腕屈肌腱

    D. 肱二头肌腱　　　　　E. 指浅屈肌腱

48. 腹股沟管深环位于

    A. 腹股沟韧带中点稍上方　　　　　　　　　B. 耻骨结节内上方

    C. 腹股沟管浅环的内侧　　D. 股管外侧　　　　E. 腹壁下动脉内侧

49. 腹直肌鞘

    A. 由 3 块扁肌的腱膜组成　B. 由腹横肌和腹内斜肌的腱膜组成

C. 前层与腹直肌疏松相贴　D. 后层与腹直肌紧密附着

E. 平脐处后层形成半环线

50. 起于骶骨，穿坐骨大孔，止于大转子的肌是

A. 半腱肌　　　　　　　B. 梨状肌　　　　　　　C. 臀中肌

D. 闭孔内肌　　　　　　E. 闭孔外肌

51. 下列参与屈膝关节的肌是

A. 股四头肌　　　　　　B. 比目鱼肌　　　　　　C. 胫骨后肌

D. 腓肠肌　　　　　　　E. 大收肌

52. 使髋关节旋外的肌是

A. 臀大肌　　　　　　　B. 臀中肌和臀小肌　　　C. 股二头肌

D. 半腱肌和半膜肌　　　E. 梨状肌

53. 伸髋屈膝的肌是

A. 臀大肌　　　　　　　B. 缝匠肌　　　　　　　C. 股四头肌

D. 大收肌　　　　　　　E. 股二头肌

54. 既可屈髋又可屈膝的肌是

A. 缝匠肌　　　　　　　B. 股二头肌　　　　　　C. 股直肌

D. 髂腰肌　　　　　　　E. 半腱肌

55. 屈髋伸膝的肌是

A. 缝匠肌　　　　　　　B. 股二头肌　　　　　　C. 股四头肌

D. 髂腰肌　　　　　　　E. 耻骨肌

56. 屈髋关节的肌是

A. 髂腰肌和长收肌　　　B. 髂腰肌和股直肌　　　C. 髂腰肌和耻骨肌

D. 股直肌和股薄肌　　　E. 股二头肌和股外侧肌

57. 臀大肌收缩可使髋关节

A. 屈　　　　　　　　　B. 伸　　　　　　　　　C. 内收

D. 外展　　　　　　　　E. 内旋

58. 使足外翻的肌是

A. 腓肠肌　　　　　　　B. 胫骨前肌　　　　　　C. 胫骨后肌

D. 腓骨长肌　　　　　　E. 比目鱼肌

59. 使足内翻的肌是

A. 胫骨前肌　　　　　　B. 腓骨长肌　　　　　　C. 比目鱼肌

D. 腓肠肌　　　　　　　E. 趾长伸肌

60. 屈膝屈踝的肌是

  A. 半腱肌　　　　　　　B. 半膜肌　　　　　　　C. 股二头肌

  D. 小腿三头肌　　　　　E. 胫骨前肌

二、X 型选择题（每题有 A、B、C、D、E 5 个备选答案，请从中选择 2 个或 2 个

  以上正确答案，多选、少选、错选均不得分）

1. 下列关于各部椎骨特点的描述，错误的是

  A. 颈椎横突有孔　　　　B. 胸椎横突上有肋凹　　C. 胸椎棘突呈水平板状

  D. 腰椎横突分叉　　　　E. 腰椎棘突细长

2. 不成对的脑颅骨是

  A. 额骨　　　　　　　　B. 枕骨　　　　　　　　C. 顶骨

  D. 颞骨　　　　　　　　E. 蝶骨

3. 下列可见于颅中窝的结构是

  A. 筛孔　　　　　　　　B. 眶上裂　　　　　　　C. 圆孔

  D. 内耳门　　　　　　　E. 垂体窝

4. 肱骨下端

  A. 外侧部为肱骨滑车　　B. 内侧部为肱骨小头　　C. 滑车前面上方为冠突窝

  D. 滑车后面上方为鹰嘴窝　E. 肱骨内上髁后方有尺神经沟

5. 髋骨

  A. 由髂骨、坐骨、耻骨组成　　　　　　　B. 朝向下外的深窝称髋臼

  C. 由耳状面和骶骨的耳状面相关节　　　　D. 左右髋骨参与组成骨盆

  E. 上述说法皆错

6. 关节的辅助结构是

  A. 韧带　　　　　　　　B. 关节面　　　　　　　C. 关节唇

  D. 关节囊　　　　　　　E. 关节盘

7. 椎体间的连结包括

  A. 椎间盘　　　　　　　B. 前纵韧带　　　　　　C. 后纵韧带

  D. 黄韧带　　　　　　　E. 棘上韧带

8. 下列关于髋关节的描述，正确的是

  A. 关节囊紧张坚韧　　　B. 囊内有股骨头韧带　　C. 由髋臼和股骨头组成

  D. 关节囊内有关节盘　　E. 股骨颈骨折有囊内骨折、囊外骨折之分

9. 参与组成大、小骨盆界线的结构包括

  A. 骶岬　　　　　　　　B. 耻骨梳　　　　　　　C. 弓状线

D. 耻骨结节　　　　　　　　E. 耻骨联合上缘

10. 下列关于膝关节的描述，正确的是

    A. 没有囊外韧带　　　　　　B. 是人体最大、最复杂的关节

    C. 关节囊内有膝交叉韧带　D. 关节囊内有半月板

    E. 由股骨下端、髌骨和胫腓骨上端组成

三、填空题

1. 根据骨的形态，将骨分为_____、_____、_____和_____四类。

2. 骨主要是由_____和_____组成；脱钙骨去掉的是_____，煅烧骨去掉的是_____。

3. 大部分椎骨由_____和_____组成，二者围成椎孔；全部椎孔连成_____，向上经_____通颅腔。

4. 骶骨上方宽大称为_____，其前沿突出称为_____，骶管向上通_____，向下的开口为_____。

5. 颅中窝蝶鞍两侧由前向后排列着 3 个骨孔，分别是_____、_____、_____；孔内通过的结构分别是_____、_____、_____。

6. 脑颅骨中成对的是_____和_____。不成对的是_____、_____、_____和_____。

7. 近侧列腕骨由桡侧向尺侧依次为_____、_____、_____、_____。

8. 髋骨由_____、_____和_____ 3 块骨融合而成，骨盆根据_____可分为大骨盆和小骨盆。

9. 关节的基本结构包括_____、_____、_____。辅助结构包括_____、_____和_____。

10. 关节根据运动轴的数目可分为_____、_____和_____三类。

11. 存在于椎体间的连接装置有_____、_____和_____，存在于椎弓板和棘突间的连接装置有_____、_____。

12. 构成肩关节关节面的结构为_____、_____，该关节囊上壁有_____，关节囊内有_____，经结节间沟穿出关节囊。

13. 膝关节的囊外韧带有_____、_____和_____，囊内韧带有_____和_____，腔内上下关节面之间有_____、_____。

14. 骨骼肌按形态可分为_____、_____、_____和_____。其辅助结构包括_____、_____、_____等。

15. 全身最大的扁肌是_____，收缩时可使_____做_____运动。

16. 全身最长的肌是_____，收缩时可使_____做_____运动。

17. 最重要的呼吸肌是_____，它有_____、_____、_____3 个起部，其中央部分是_____，该肌形成_____、_____、_____3 个孔，收缩时助_____，舒张时助_____。

四、名词解释

1. 解剖学姿势

2. 胸骨角

3. 椎间孔

4. 翼点

5. 肋弓

6. 鼻旁窦

7. 颅囟

8. 椎间盘

9. 胸廓

10. 骨盆

11. 足弓

12. 腹直肌鞘

13. 腹白线

五、问答题

1. 试述典型椎骨的一般形态。

2. 关节的基本结构和辅助结构各包括哪些？

3. 试述肩关节的组成、结构特点和运动形式。

4. 骨盆如何连结而成？男、女性骨盆有何区别？

5. 试述膈肌 3 个裂孔的名称、位置和穿过结构。

6. 试述膝关节的组成、结构特点和运动形式。

运动系统习题参考答案

一、A 型选择题

1. B   2. B   3. D   4. B   5. C   6. B   7. D   8. A   9. D   10. B

11. E   12. D   13. A   14. A   15. A   16. E   17. A   18. A   19. B   20. B

21. C   22. A   23. E   24. C   25. D   26. D   27. B   28. D   29. B   30. C

31. D   32. E   33. A   34. B   35. C   36. E   37. B   38. D   39. B   40. E

41. B　42. C　43. E　44. D　45. B　46. C　47. D　48. A　49. A　50. B

51. D　52. E　53. E　54. A　55. C　56. B　57. B　58. D　59. A　60. D

二、X 型选择题

1. CDE　2. ABE　3. BCE　4. CDE　5. ABCD

6. ACE　7. ABC　8. ABCE　9. ABCDE　10. BC

三、填空题

1. 长骨　短骨　扁骨　不规则骨

2. 有机质　无机质　无机质　有机质

3. 椎体　椎弓　椎管　枕骨大孔

4. 底　岬　椎管　骶管裂孔

5. 圆孔　卵圆孔　棘孔　上颌神经　下颌神经　脑膜中动脉

6. 顶骨　颞骨　额骨　枕骨　蝶骨　筛骨

7. 舟骨　月骨　三角骨　豌豆骨

8. 坐骨　耻骨　髂骨　界线

9. 关节面　关节腔　关节囊　韧带　关节唇　关节盘

10. 单轴　双轴　多轴

11. 椎间盘　前纵韧带　后纵韧带　棘间韧带　黄韧带

12. 肱骨头　肩胛骨的关节盂　喙肱韧带　肱二头肌长头

13. 胫侧副韧带　腓侧副韧带　髌韧带　前交叉韧带　后交叉韧带　内侧半月板外侧半月板

14. 长肌　短肌　阔肌　轮匝肌　筋膜　滑膜囊　腱鞘

15. 背阔肌　肱骨　内收 / 旋内

16. 缝匠肌　膝关节 / 大腿　屈

17. 膈　胸骨部　肋部　腰部　中心腱　主动脉裂孔　食管裂孔　腔静脉裂孔　吸气呼气

四、名词解释

1. 解剖学姿势：人体直立，两眼向前平视，上肢自然下垂，下肢并拢，手掌和足尖向前。

2. 胸骨角：胸骨柄与胸骨体相连处微向前的横行突起称胸骨角。其外侧与第 2 肋软骨相连结，是计数肋骨的标志。

3. 椎间孔：上下相邻的两椎骨之间的椎弓根相互围成的孔称椎间孔，有脊神经通过。

4. 翼点：额、顶、颞、蝶骨四骨邻接处常构成 H 形缝，称翼点。此处骨壁薄弱，且内面有脑膜中动脉前支通过，受外力打击时易损伤此动脉而导致硬膜外血肿。

5. 肋弓：第 8~10 肋软骨依次与上位肋软骨相连组成肋弓。

6. 鼻旁窦：是分别位于同名颅骨内的空腔，共有上颌窦、额窦、筛窦、蝶窦 4 对，与鼻腔相通。

7. 颅囟：新生儿有许多颅骨尚未发育，骨与骨之间间隙很大，有些部位被结缔组织膜封闭，称颅囟。

8. 椎间盘：为连于相邻两椎体之间的纤维软骨盘，由周围的纤维环和中央的髓核组成。

9. 胸廓：由 12 块胸椎、12 对肋、1 块胸骨及其之间的连结共同组成。

10. 骨盆：由骶骨、尾骨和左右髋骨借关节、韧带和软骨连结而成。

11. 足弓：由跗骨和跖骨借足底韧带和肌腱的牵拉组成。足弓在跳跃和行走时对身体有缓冲作用，同时还有保护足底血管和神经的作用。

12. 腹直肌鞘：为包裹腹直肌的纤维性鞘，由腹壁 3 块扁肌的腱膜共同组成，分前、后两层。

13. 腹白线：位于腹前壁正中线上，由两侧的腹直肌鞘在正中线彼此交织而成。上方起自剑突，下方止于耻骨联合。

五、问答题

1. 试述典型椎骨的一般形态。

    椎骨由前部的椎体和后部椎弓组成，两部分之间围成椎孔。椎体呈短圆柱状，是椎骨负重的主要部分。椎弓呈半环形，主要结构有椎弓根、椎弓板、棘突、横突、上关节突和下关节突等。上下相邻的两椎骨之间的椎弓根相互围成椎间孔，孔内有脊神经通过。所有椎间孔相连形成椎管，容纳脊髓。

2. 关节的基本结构和辅助结构各包括哪些？

    关节的基本结构包括关节面、关节囊和关节腔。关节面是参与构成关节的骨接触面，覆盖有薄层关节软骨；关节囊为附着在关节软骨周围的结缔组织囊，分为两层，外层为纤维膜，内层为滑膜；关节腔为关节面和关节囊滑膜围成的密闭腔隙。

    关节的辅助结构包括韧带、关节盘和关节唇。韧带有囊内韧带和囊外韧带两种，具有加强关节稳固性和限制过度运动的作用；关节盘为两关节面之间的纤维软骨板，如膝关节的半月板；关节唇为附着于关节窝周缘的纤维软骨环。

3. 试述肩关节的组成、结构特点和运动形式。

    组成：由肩胛骨的关节盂和肱骨头构成。

    结构特点：关节面相差较大（关节盂的面积仅为关节头的 1/3）；关节囊薄

而松弛；关节囊内有肱二头肌长头腱穿过，关节的上、前、后均有韧带或肌肉加强，但前下部较薄弱，肱骨头易向前下方脱位。

运动形式：肩关节可做屈、伸、收、展、旋转及环转运动。

4. 骨盆如何连结而成？ 男、女性骨盆有何区别？

骨盆由骶骨、尾骨和左右髋骨借关节、韧带和软骨连结而成。

男、女性骨盆的差异

区别要点	男性骨盆	女性骨盆
骨盆形状	窄长	宽短
上口	心形	椭圆形
下口	较窄	较宽
盆腔	漏斗形	圆桶形
耻骨下角	70°~75°	90°~100°

5. 试述膈肌 3 个裂孔的名称、位置和穿过结构。

膈肌有 3 个裂孔：主动脉裂孔，位于第 12 胸椎体前方，有主动脉和胸导管穿过。食管裂孔，平第 10 胸椎水平，有食管和迷走神经穿过。腔静脉孔，平第 8 胸椎水平，有下腔静脉穿过。

6. 试述膝关节的组成、结构特点和运动形式。

组成：由股骨内、外侧髁和胫骨内、外侧髁及髌骨组成。

结构特点：关节囊宽阔，前壁有髌骨和髌韧带，囊内有前、后交叉韧带，囊外有胫、腓侧副韧带和髌韧带加强，膝关节内还有内侧半月板和外侧半月板。

运动方式：膝关节主要做屈、伸运动，在膝关节半屈位时，可做小幅度的旋转运动。

第二篇

内脏系统实验及习题

实验七　消化系统

一、实验目的和要求

1. 口腔的境界、分部及各壁的结构；牙的形态、组成、牙式；舌的形态、结构和黏膜特征；颏舌肌的起止和位置；口腔腺（腮腺、下颌下腺和舌下腺）的位置、形态和腺管的开口位置。

2. 咽的位置、分部以及各部的形态、结构，腭扁桃体的位置和功能。

3. 食管的形态、分部、位置及 3 处狭窄的部位。

4. 胃的形态、分部、位置和毗邻。

5. 十二指肠的分部、位置及形态特点；空肠、回肠的位置及形态特点。

6. 大肠的分部，盲肠和结肠的形态、结构，盲肠和阑尾的位置、形态、结构，阑尾根部的体表投影；结肠的分部及各部的位置；直肠和肛管的形态、结构。

7. 肝的位置、形态和分叶；胆囊的位置、分部，胆囊底的体表投影；胆管的组成，肝胰壶腹的组成及开口部位，胆汁的排出途径。

8. 胰的位置、形态及分部。

二、实验内容

1. 结合头部正中矢状切标本（联系活体），观察口腔前庭及固有口腔的境界、分部及各壁的结构，包括口唇、口角、鼻唇沟、硬腭、软腭、悬雍垂、腭舌弓及腭咽弓；观察舌的形态、结构和黏膜特征，舌乳头（轮廓乳头、丝状乳头、菌状乳头）的位置，颏舌肌、舌内肌、舌外肌的位置和起止。在显示口腔腺的标本上观察腮腺、下颌下腺、舌下腺的位置、形态和腺管的开口。结合牙的模型和 X 线片，观察牙的形态、组成及牙式。

2. 结合头部冠状切和头部正中矢状切标本，观察咽的位置、分部及各部的形态、结构。鼻咽部：咽鼓管咽口、咽鼓管圆枕、咽隐窝、咽扁桃体、咽鼓管扁桃体。口咽部：腭舌弓、腭咽弓、扁桃体窝、腭扁桃体。喉咽部：梨状隐窝。

3. 结合原位食管标本和头、颈部矢状切标本，观察食管的形态、分部、位置及 3 处狭窄。

4. 结合游离胃冠状切标本及原位腹腔内脏标本，观察胃前壁、胃后壁、胃大弯、胃小弯、角切迹、贲门部、胃底、胃体、幽门部（幽门窦和幽门管）的形态、结构和毗邻；观察胃在腹腔中的位置。

5. 结合原位腹腔内脏标本及原位肠标本，观察十二指肠上部、降部、水平部和升部的位置及形态特点；空肠和回肠的位置及形态特点。

6. 结合原位肠标本，游离盲肠、阑尾、直肠和肛管标本、模型及消化系统挂图，观察盲肠、阑尾的位置、形态、结构，阑尾根部的体表投影；在盲肠和结肠上找出结肠带、结肠袋及肠脂垂；观察结肠的分部、各部的位置，结肠右曲（肝曲）、结肠左曲（脾曲）的位置；观察直肠壶腹、肛管、直肠骶曲、直肠会阴曲的位置及肛管黏膜的形态特点（肛柱、肛窦、肛瓣、齿状线、肛梳）。

7. 结合游离肝标本，观察肝的分叶，肝脏面上"H"形沟及沟内结构；结合胆囊及胆管标本，观察胆囊的位置及分部；观察左肝管、右肝管、肝总管、胆囊管、胆总管的位置和行程；结合肝原位标本，观察肝的位置及胆囊底的体表投影。

8. 结合原位腹后壁胰腺标本，观察胰的位置、形态及分部，肝胰壶腹及其开口于十二指肠大乳头的情况。

三、实验仪器、设备和材料

1. 头部正中矢状切标本，头部冠状切标本（去掉脊柱，从后面观察咽三部的位置），显示口腔腺的标本。

2. 原位食管标本，颈部矢状切标本，原位肠（胃、十二指肠、空肠、回肠）标本。

3. 原位腹腔内脏标本，原位肠标本。

4. 游离盲肠、阑尾、直肠和肛管标本及模型。

5. 游离肝、胆囊及胆管标本，肝原位标本。

6. 原位腹后壁胰腺标本。

7. 各种牙的模型，牙的 X 线片。

8. 消化系统挂图。

四、实验步骤

1. 示教口腔的境界和分部，腭的分部及其结构。

2. 示教咽的位置、分部及沟通。

3. 示教胃和十二指肠的分部。

4. 示教肛管的结构。

5. 示教肝的分叶及肝门结构，胆管的组成及肝胰壶腹的开口位置。

6. 指导学生观察有关消化系统的标本、模型和挂图。

7. 小结本次课程内容。

五、实验注意事项

1. 仔细观察口腔的境界和分部，认识腭扁桃体的位置及其临床意义。

2. 注意胆管的组成、位置及汇流关系，肝胰壶腹的位置及注入部位。

实验八　呼吸系统

一、实验目的和要求

1. 鼻的分部及各部的形态结构，鼻旁窦的位置及各窦的开口。

2. 喉的位置及主要体表标志，喉腔的形态结构。

3. 气管的位置及形态特点。

4. 左、右支气管的位置及形态特点。

5. 肺的形态、位置和分叶。

6. 胸膜的分部，胸、腹腔和胸膜窦的位置。

7. 纵隔的位置及分部。

二、实验内容

1. 结合头部正中矢状切标本，观察鼻（分为外鼻、鼻腔和鼻旁窦），找出鼻翼、鼻根、鼻孔、鼻后孔、鼻前庭及固有鼻腔（鼻中隔、鼻腔外侧壁、上鼻甲、中鼻甲、下鼻甲及上鼻道、中鼻道、下鼻道），鼻黏膜的嗅区和呼吸区的位置，探查鼻旁窦的位置及各窦的开口。

2. 结合游离喉标本及模型，喉模型，喉肌活动模型，观察以下结构：

（1）观察喉的软骨，包括甲状软骨、环状软骨、会厌软骨、杓状软骨的形态及位置。

（2）观察喉的连结，包括环杓关节、环甲关节、甲状舌骨膜、弹性圆锥、环甲正中韧带的位置。

（3）观察喉肌，包括环甲肌、甲杓肌、环杓后肌、环杓侧肌的位置。

（4）观察喉腔，包括喉口、前庭襞、声襞、前庭裂、声门裂、喉前庭、喉中间腔、喉室、声门下腔的位置。

3. 结合游离气管、支气管标本，观察气管及支气管的位置、形态以及左、右支气管的形态特点。

4. 结合游离肺标本、原位肺标本、肺段模型及呼吸系统挂图，观察肺的位置，左、右肺的形态及分叶。

5. 结合原位胸腔内脏标本，观察胸膜脏层、壁层（分为胸膜尖、肋胸膜、膈胸膜、纵隔胸膜四部分），肋膈隐窝的位置及临床意义。

6. 结合原位胸腔内脏标本，观察纵隔的位置及分部。

7. 结合胸腔模型及活体，认识胸膜和肺的体表投影。

三、实验仪器、设备和材料

1. 头部正中矢状切标本（示鼻外侧壁，另一侧为鼻中隔）。

2. 游离喉（喉软骨、喉的连结、喉肌及喉腔结构）标本及模型，喉模型，喉肌活动模型。

3. 颅骨正中矢状切标本（示鼻旁窦）。

4. 游离气管、支气管标本，游离肺标本及原位肺标本。

5. 原位胸腔内脏标本（示胸膜分部和胸膜脏层）。

6. 原位喉、气管、支气管、肺标本。

7. 肺段模型。

8. 呼吸系统挂图。

四、实验步骤

1. 示教鼻旁窦的开口。

2. 示教喉软骨、喉的连结、喉腔的结构。

3. 示教胸膜、胸膜腔、纵隔的位置和分部。

4. 指导学生观察有关呼吸系统的标本、模型和挂图。

5. 小结本次课程内容。

五、实验注意事项

1. 喉的构造和喉腔的分部是难点。

2. 认识胸膜和肺的体表投影具有重要的临床意义。

实验九　泌尿系统和男性生殖系统

一、实验目的和要求

1. 肾的形态、位置及毗邻，肾的被膜。

2. 输尿管的形态、分部及各部的位置，输尿管的狭窄部位，输尿管与女性盆腔的毗邻关系。

3. 膀胱的形态、位置及毗邻，膀胱三角的位置及黏膜特点。

4. 女性尿道的形态特点和开口位置。

5. 睾丸、附睾的形态和位置，输精管的形态和位置，精索的组成，前列腺的形态、位置及毗邻，精囊腺、尿道球腺的形态和位置。

6. 阴囊、阴茎的形态、分部及组成。

7. 男性尿道的分部，3 个狭窄、3 个扩大和 2 个弯曲的位置。

二、实验内容

1. 结合游离肾标本、原位肾标本及泌尿系统挂图，观察肾的形态、位置及毗邻，以及肾的被膜。结合肾冠状切标本，辨认肾皮质、肾髓质、肾锥体、肾乳头、肾柱、肾小盏、肾大盏、肾盂等结构。

2. 结合原位泌尿系统标本，观察输尿管的形态、分部及各部的位置。

3. 结合游离膀胱标本、原位膀胱标本及男、女性盆腔矢状切标本及模型，观察膀胱的形态、位置及毗邻，找到膀胱尖、膀胱体、膀胱底、膀胱颈及膀胱三角等结构的位置。

4. 结合女性膀胱矢状切标本及模型，观察女性尿道的形态特点和开口位置。

5. 结合游离睾丸标本及原位睾丸标本，观察睾丸的形态和位置。结合游离睾丸正中矢状切标本，观察睾丸的结构（睾丸白膜、睾丸纵隔、睾丸小叶、精曲小管、精直小管、睾丸输出小管）。

6. 结合原位男性生殖器标本及男性生殖系统挂图，观察附睾、输精管（睾丸部、精索部、腹股沟部、盆部）、射精管的形态和位置。

7. 结合男性盆腔矢状切标本及模型，观察精囊腺、前列腺、尿道球腺的形态和位置。

8. 结合男性外生殖器标本，观察阴囊、阴茎的形态、分部及组成。

9. 结合男性盆腔矢状切标本，观察男性尿道的分部（前列腺部、膜部及海绵体部），尿道 3 个狭窄、3 个扩张、2 个弯曲的位置。

三、实验仪器、设备和材料

1. 原位泌尿系统标本，原位肾标本。

2. 游离肾标本，游离膀胱标本，原位膀胱标本。

3. 肾冠状切模型、新鲜猪肾冠状切标本。

4. 女性膀胱矢状切标本及模型。

5. 男、女性盆腔矢状切标本及模型。

6. 原位男性生殖器标本，游离睾丸标本，原位睾丸标本，游离睾丸正中矢状切标本。

7. 男性外生殖器标本（附阴茎横切）。

8. 泌尿系统和男性生殖系统挂图。

四、实验步骤

1. 示教肾的结构、被膜，膀胱三角、输尿管间襞的位置。

2. 示教输精管的位置、走行和分部。

3. 示教男性尿道的分部，3 个狭窄、3 个扩张、2 个弯曲的位置。

4. 指导学生观察有关泌尿系统和男性生殖系统的标本、模型及挂图。

5. 小结本次课程内容。

五、实验注意事项

1. 注意肾的位置及肾门体表投影的临床应用。

2. 了解膀胱三角、输尿管间襞与临床上膀胱镜检的关系。

3. 掌握男性尿道的特点及临床应用。

实验十 女性生殖系统、腹膜

一、实验目的和要求

1. 女性生殖系统的组成，卵巢的形态、位置及固定装置。

2. 输卵管的位置、分部及各部的形态、结构。

3. 子宫的形态、位置、分部及固定装置。

4. 阴道的形态和位置，阴道穹隆的位置及毗邻。

5. 阴道前庭、阴道口和尿道外口的位置及毗邻。

6. 女性乳房的形态和构造特点。

7. 会阴的概念及分区。

8. 腹膜、腹膜腔的位置，腹膜与脏器的关系。

9. 大网膜和小网膜的位置，网膜囊和网膜孔的位置，腹膜形成的陷凹位置。

二、实验内容

1. 结合原位女性生殖器标本，观察女性生殖系统的组成，卵巢的形态、位置及固定装置（卵巢悬韧带和卵巢固有韧带）。

2. 结合游离及原位女性生殖器标本、女性生殖系统挂图，观察输卵管的位置、分部（输卵管漏斗部、输卵管壶腹、输卵管峡、子宫部）及各部的形态、结构。

3. 结合原位女性生殖器标本、女性盆腔正中矢状切及子宫冠状切标本，观察子宫的形态、位置及分部（子宫底、子宫体、子宫颈），子宫峡的位置，子宫口的形态特点；找出固定子宫的 4 对韧带，即子宫阔韧带、子宫圆韧带、骶子宫韧带和子宫主韧带；观察阴道前庭、阴道口、尿道外口、阴道穹隆（前、后、侧穹）的位置及毗邻。

4. 结合女阴标本，观察阴阜、大阴唇、小阴唇、阴蒂、阴道前庭、处女膜和前庭大腺。

5. 结合乳房标本和模型，观察乳头、输乳管、乳晕、乳晕腺、乳腺、乳房小叶、输乳管的形态和位置。

6. 结合会阴标本和模型，观察广义和狭义的会阴境界，以及尿生殖三角、肛三角的位置，认识盆膈、盆膈裂孔。

7. 结合原位腹腔内脏标本及腹膜模型、腹膜挂图，观察腹膜（壁层、脏层）及腹膜腔、网膜囊、大网膜和小网膜的位置，寻找小肠系膜、横结肠系膜、乙状结肠系膜、网膜孔及十二指肠悬韧带。

8. 结合男、女性盆腔正中矢状切标本，观察膀胱直肠陷凹、膀胱子宫陷凹及直肠子宫陷凹的位置。

三、实验仪器、设备和材料

1. 原位女性生殖器标本。

2. 游离女性生殖器标本，子宫冠状切标本。

3. 女阴标本。

4. 乳房标本和模型。

5. 会阴标本和模型，男、女性盆腔正中矢状切标本。

6. 原位腹腔内脏标本，腹膜模型。

7. 女性生殖系统，腹膜挂图。

四、实验步骤

1. 示教子宫的位置、结构及分部。

2. 示教大网膜、小网膜的位置。

3. 示教广义和狭窄会阴的境界及分区。

4. 指导学生观察有关女性生殖系统、腹膜的标本、模型及挂图。

5. 小结本次课程内容。

五、实验注意事项

1. 注意观察固定子宫的韧带及其作用。

2. 注意观察腹膜形成的陷凹及临床意义。

消化系统习题

一、A 型选择题（每题有 A、B、C、D、E 5 个备选答案，请从中选择 1 个最佳答案）

1. 下列属于上消化道的器官是
   A. 十二指肠　　　　　　B. 空肠　　　　　　　　C. 回肠
   D. 阑尾　　　　　　　　E. 结肠

2. $-\!\!\mid\!\!\frac{6}{\ }$ 表示
   A. 左下颌第 1 磨牙　　　B. 左下颌第 1 乳磨牙　　C. 右上颌第 1 磨牙
   D. 右下颌第 1 前磨牙　　E. 左上颌第 1 磨牙

3. 牙周组织包括
   A. 釉质　　　　　　　　B. 牙龈　　　　　　　　C. 牙髓
   D. 牙腔　　　　　　　　E. 牙骨质

4. 使舌尖伸出口腔之外的肌是
   A. 腭舌肌　　　　　　　B. 舌纵肌　　　　　　　C. 舌骨舌肌
   D. 颏舌肌　　　　　　　E. 茎突舌肌

5. 鼻咽癌的好发部位是
   A. 口咽　　　　　　　　B. 喉咽　　　　　　　　C. 梨状隐窝
   D. 咽后壁　　　　　　　E. 咽隐窝

6. 下列关于喉咽的描述，错误的是
   A. 位于会厌上缘至第 6 颈椎体下缘平面之间　　B. 向下与食管相连
   C. 向前经喉口与鼻腔相通　　D. 喉口两侧黏膜下陷形成梨状隐窝
   E. 梨状隐窝是异物易停留的部位

7. 下列关于咽峡的描述，正确的是
   A. 是鼻腔与咽的分界　　B. 由舌根参与围成　　　C. 不包含腭垂
   D. 会厌上缘参与围成　　E. 是口咽与喉咽的分界

8. 下列关于食管的描述，错误的是
   A. 起始处在咽峡　　　　B. 有 3 处生理性狭窄　　C. 全长约 25cm
   D. 起始处距中切牙约 15cm　　E. 向下接胃的贲门

9. 胃的分部不包括

　　A. 贲门部　　　　　　　　B. 胃底　　　　　　　　C. 胃体

　　D. 幽门部　　　　　　　　E. 幽门

10. 十二指肠大乳头位于十二指肠的

　　A. 上部　　　　　　　　　B. 降部　　　　　　　　C. 水平部

　　D. 升部　　　　　　　　　E. 十二指肠空肠曲

11. 下列关于小肠的描述，错误的是

　　A. 上端接幽门　　　　　　B. 下端接盲肠　　　　　C. 不包括十二指肠

　　D. 是最长的一段消化管　　E. 回肠主要位于右下腹部

12. 肠脂垂存在于

　　A. 结肠　　　　　　　　　B. 空肠　　　　　　　　C. 阑尾

　　D. 回肠　　　　　　　　　E. 肛管

13. 手术时寻找阑尾的标志是

　　A. 阑尾较细　　　　　　　B. 盲肠末端　　　　　　C. 结肠袋

　　D. 三条结肠带汇集处　　　E. 回肠的末端

14. 肛管黏膜与皮肤的分界线是

　　A. 肛白线　　　　　　　　B. 肛梳　　　　　　　　C. 肛柱

　　D. 齿状线　　　　　　　　E. 直肠横襞

15. 人体最大的消化腺是

　　A. 腮腺　　　　　　　　　B. 下颌下腺　　　　　　C. 舌下腺

　　D. 胰腺　　　　　　　　　E. 肝

16. 通过肝门的结构不包括

　　A. 肝固有动脉　　　　　　B. 肝左管和肝右管　　　C. 肝门静脉

　　D. 神经和淋巴管　　　　　E. 肝静脉

17. 下列关于肝脏的描述，错误的是

　　A. 其上面被镰状韧带分为左、右两叶

　　B. 第一肝门位于肝脏面的横沟处

　　C. 第一肝门处有肝管、肝门静脉和肝固有动脉出入

　　D. 脏面的左纵沟前部是肝圆韧带

　　E. 脏面的右纵沟后部是胆囊窝

18. 下列关于胰的描述，正确的是

　　A. 是单纯的消化腺　　　B. 胰尾由十二指肠包绕　　C. 是单纯的内分泌腺

D. 胰液由胰岛产生　　　　　E. 胰管与胆总管汇合成肝胰壶腹

二、X 型选择题（每题有 A、B、C、D、E 5 个备选答案，请从中选择 2 个或 2 个以上正确答案，多选、少选、错选均不得分）

1. 下消化道的器官包括

　A. 咽　　　　　　　　　B. 胃　　　　　　　　　C. 结肠

　D. 空肠　　　　　　　　E. 十二指肠

2. 味觉感受器包括

　A. 丝状乳头　　　　　　B. 菌状乳头　　　　　　C. 叶状乳头

　D. 轮廓乳头　　　　　　E. 以上均不是

3. 咽与下列部位相通的是

　A. 鼻腔　　　　　　　　B. 口腔　　　　　　　　C. 喉腔

　D. 食管　　　　　　　　E. 中耳的鼓室

4. 咽峡的围成

　A. 腭垂　　　　　　　　B. 腭帆游离缘　　　　　C. 左、右腭舌弓

　D. 腭咽弓　　　　　　　E. 舌根

5. 有括约肌的部位是

　A. 十二指肠空肠曲　　　B. 幽门　　　　　　　　C. 贲门

　D. 肛管　　　　　　　　E. 肝胰壶腹

6. 唾液腺包括

　A. 腮腺　　　　　　　　B. 肝　　　　　　　　　C. 舌下腺

　D. 胰　　　　　　　　　E. 下颌下腺

7. 下列关于十二指肠的描述，正确的是

　A. 上部起自幽门窦　　　B. 呈 "C" 形包绕胰头　　C. 球部是溃疡的好发部位

　D. 降部后内侧壁上有十二指肠大乳头　　　　E. 全长约 25cm

8. 下列属于小肠的消化管是

　A. 十二指肠　　　　　　B. 空肠　　　　　　　　C. 回肠

　D. 盲肠　　　　　　　　E. 阑尾

9. 大肠包括

　A. 盲肠　　　　　　　　B. 回肠　　　　　　　　C. 结肠

　D. 直肠　　　　　　　　E. 肛管

10. 下列关于结肠的描述，正确的是

　A. 分升、横、降、乙状结肠四部分　　　　　　B. 结肠右曲又称肝曲

C. 结肠左曲又称脾曲　　　　D. 乙状结肠系膜过长，易造成乙状结肠扭转

E. 结肠是消化管最长的一段

11. 肛管黏膜形成的结构包括

A. 肛柱　　　　　　　　　B. 肛瓣　　　　　　　　　C. 肛梳

D. 齿状线　　　　　　　　E. 肛门括约肌

12. 开口于舌下阜的腺管是

A. 腮腺导管　　　　　　　B. 舌下腺小管　　　　　　C. 下颌下腺管

D. 舌下腺大管　　　　　　E. 以上均是

13. 下列关于胆囊的描述，错误的是

A. 位于肝下面左纵沟前部　　　　　　　　　　B. 能分泌胆汁

C. 分为胆囊底、胆囊体、胆囊颈和胆囊管四部分

D. 能贮存并浓缩胆汁　　　　E. 胆囊管与肝总管汇合成胆总管

三、选择题

1. 上消化道包括_____、_____、_____、_____和_____。

2. 咽峡由_____、_____、_____及_____共同围成，是_____与_____的分界线。

3. 一侧颏舌肌收缩，使舌尖伸向_____侧。

4. 牙在外形上可分为_____、_____、_____三部分。

5. 牙 ─┤Ⅱ 表示_____。

6. 大唾液腺包括_____、_____和_____。

7. 食管上端与_____相连，下端与_____相连，可分为_____、_____、_____三部分，有 3 个生理性狭窄，第 1 个位于_____，第 2 个位于_____，第 3 个位于_____。

8. 腭扁桃体位于_____和_____之间的扁桃体窝内。

9. 胃大部分位于_____，小部分位于_____，入口处称_____，出口处称_____。胃分为_____、_____、_____和_____四部分。

10. 十二指肠悬韧带，又称_____，是识别_____的标志。

11. 十二指肠可分为_____、_____、_____、_____四部分。

12. 阑尾连于盲肠的_____，其根部的体表投影位于_____。

13. 齿状线是由_____和_____连成的锯齿状环行线，是_____与_____的分界线。

14. 肝左纵沟前部有_____，后部有_____，右纵沟前部为_____，后部

为_____。

15. 通过肝门的结构包括_____、_____、_____、_____、_____等。

16. 胆囊位于_____，可分为_____、_____、_____、_____四部分。
胆囊底的体表投影位于_____和_____相交处。

17. 肝外胆道包括_____、_____、_____、_____、_____。

18. 胆总管和胰管共同开口于_____。

19. 胰的外分泌部分泌_____，内分泌部分泌_____。

四、名词解释

1. 咽峡

2. 咽隐窝

3. 上消化道

4. 肝门

5. 麦氏点

6. Treitz 韧带

7. 齿状线

五、问答题

1. 简述 3 对唾液腺的位置和腺管的开口。

2. 简述肝的位置。

3. 简述胆汁的产生位置和排出途径。

消化系统习题参考答案

一、A 型选择题

1. A 2. C 3. B 4. D 5. E 6. C 7. B 8. A 9. E 10. B
11. C 12. A 13. D 14. D 15. E 16. E 17. E 18. E

二、X 型选择题

1. CD 2. BCD 3. ABCDE 4. ABCE 5. BCDE
6. ACE 7. BCDE 8. ABC 9. ACDE 10. ABCD
11. ABCD 12. CD 13. AB

三、填空题

1. 口 咽 食管 胃 十二指肠

2. 腭垂 腭帆游离缘 腭舌弓 舌根 口腔 咽

3. 对

4. 磨牙　切牙　尖牙

5. 右上侧切牙

6. 腮腺　下颌下腺　舌下腺

7. 咽　胃　颈部　胸部　腹部　咽与食管交界处　气管杈水平　过食管裂孔处

8. 腭舌弓　腭咽弓

9. 左季肋区　腹上区　贲门　幽门　胃底　胃体　贲门部　幽门部

10. Treitz 韧带　空肠起点

11. 上部　降部　水平部　升部

12. 后内壁　麦氏点

13. 肛瓣　肛柱下端　内痔　外痔（静脉、淋巴回流）

14. 肝圆韧带　静脉韧带　胆囊　下腔静脉

15. 左右肝固有动脉　左右肝管　左右肝门静脉　神经　淋巴

16. 胆囊窝内　底　体　颈　管　右肋弓　右腹直肌外缘

17. 左右肝管　肝总管　胆囊管　胆囊　胆总管

18. 十二指肠大乳头

19. 胰液　胰岛

四、名词解释

1. 咽峡：由腭垂、左右腭舌弓及舌根共同围成，是口腔和咽的分界线。

2. 咽隐窝：咽鼓管圆枕后上方与咽后壁之间有一凹陷，称咽隐窝，是鼻咽癌的好发部位。

3. 上消化道：临床上通常将口腔至十二指肠的消化管称为上消化道。

4. 肝门：位于肝脏面的横沟处，是肝固有动脉、肝门静脉、肝管、神经和淋巴管出入肝的部位。

5. 麦氏点：阑尾根部体表投影通常在脐与右髂前上棘连线的中、外 1/3 交点处，称麦氏点。

6. Treitz 韧带：十二指肠空肠曲被十二指肠悬肌（Treitz 韧带）固定于腹后壁。Treitz 韧带是手术中确认空肠起始部的重要标志。

7. 齿状线：肛瓣边缘与肛柱下端共同连成锯齿状的环形线，称齿状线（或肛皮线），是黏膜和皮肤的分界线。

五、问答题

1. 简述 3 对唾液腺的位置和腺管的开口。

　　大唾液腺有腮腺、下颌下腺和舌下腺 3 对。

腮腺位于耳廓的前下方，上达颧弓，下至下颌角。腮腺管在颧弓下方一横指处，越过咬肌表面，穿颊肌，开口于平对上颌第二磨牙相对处的颊黏膜处。

下颌下腺位于下颌骨体内面，导管开口于舌下阜。

舌下腺位于口腔底舌下襞深面。导管分大、小两种，小管约 10 余条，开口于舌下襞，大管一条，开口于舌下阜。

2. 简述肝的位置。

肝大部分位于右季肋区和腹上区，小部分位于左季肋区。肝的上界与膈穹隆一致，其右侧最高点在右锁骨中线与第 5 肋的交点处，左侧在左锁骨中线与第 5 肋间隙的交点处。成人肝下界，右侧与右肋弓一致，腹上区可达剑突下 3~5cm。肝的位置可随呼吸运动而上下移动。

3. 说出胆汁的产生位置和排出途径。

胆汁在肝内产生。

排出途径如下：

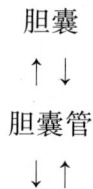

胆囊
↑ ↓
胆囊管
↓ ↑

经毛细胆管→肝左、右管→肝总管→胆总管→肝胰壶腹（Vater 壶腹）→十二指肠大乳头→十二指肠

呼吸系统习题

一、A 型选择题（每题有 A、B、C、D、E 5 个备选答案，请从中选择 1 个最佳答案）

1. 上颌窦开口于

   A. 上鼻道　　　　　　B. 中鼻道　　　　　　C. 下鼻道

   D. 蝶筛隐窝　　　　　E. 上、中鼻道均有开口

2. 喉腔最狭窄的部位是

   A. 前庭裂　　　　　　B. 声门裂　　　　　　C. 喉口

   D. 喉中间腔　　　　　E. 喉室

3. 下列关于右主支气管的描述，正确的是

   A. 较左主支气管粗、短且陡直

   B. 气管异物易落入左主支气管内

   C. 角度小，近水平

   D. 在肺门处分两支入肺　　　E. 其走行与左主支气管相同

4. 胸膜下界在锁骨中线相交于

   A. 第 6 肋　　　　　　B. 第 8 肋　　　　　　C. 第 10 肋

   D. 第 11 肋　　　　　E. 第 12 肋

5. 下列关于鼻腔的描述，错误的是

   A. 有鼻后孔通鼻咽　　　　　B. 侧壁上有 3 个卷曲的鼻甲

   C. 鼻黏膜均有嗅觉功能　　　C. 中隔下部的黏膜血管丰富而表浅

   E. 鼻前庭是鼻翼围成的空腔部分

6. 开口于下鼻道的是

   A. 上颌窦　　　　　　B. 鼻泪管　　　　　　C. 中筛窦

   D. 后筛窦　　　　　　E. 额窦

7. 环状软骨弓平

   A. 第 4 颈椎下缘　　　B. 第 5 颈椎下缘　　　C. 第 6 颈椎下缘

   D. 第 7 颈椎下缘　　　E. 第 3 颈椎下缘

8. 喉室位于

   A. 左、右前庭襞之间　　　　B. 左、右声襞之间

C. 喉中间腔向两侧的突入部位　　　　　　　D. 喉前庭内

E. 声门下腔内

9. 支气管镜检查的定位标志是

　　A. 气管隆嵴　　　　　　B. 气管软骨环　　　　　　C. 气管膜壁

　　D. 胸骨角　　　　　　　E. 声襞

10. 下列关于胸膜腔的描述，正确的是

　　A. 内有左、右两肺　　　B. 没有浆液　　　　　　C. 左右各一、互不相通

　　D. 简称胸腔　　　　　　E. 由纵隔胸膜和肋胸膜围成

11. 下列关于肋膈隐窝的描述，错误的是

　　A. 肋胸膜和膈胸膜相互转折而成

　　B. 是最大的胸膜隐窝　　C. 是胸膜腔的最低部位　　D. 呈负压

　　E. 深吸气时，肺可伸入此隐窝

12. 肺下界在腋中线相交于

　　A. 第 10 肋　　　　　　B. 第 6 肋　　　　　　　C. 第 8 肋

　　D. 第 9 肋　　　　　　　E. 第 12 肋

二、X 型选择题（每题有 A、B、C、D、E 5 个备选答案，请从中选择 2 个或 2 个以上正确答案，多选、少选、错选均不得分）

1. 不成对的喉软骨是

　　A. 甲状软骨　　　　　　B. 会厌软骨　　　　　　C. 环状软骨

　　D. 杓状软骨　　　　　　E. 以上都不是

2. 下列关于肺的描述，正确的是

　　A. 左肺较狭长　　　　　B. 右肺宽而短　　　　　C. 右肺有心切迹

　　D. 肺尖高出锁骨内侧 1/3 上方 2~3cm　　　　　　E. 位于胸膜腔外

3. 出入肺门的结构有

　　A. 主支气管　　　　　　B. 肺动脉　　　　　　　C. 肺静脉

　　D. 气管　　　　　　　　E. 肺段支气管

4. 开口于中鼻道的是

　　A. 额窦　　　　　　　　B. 鼻泪管　　　　　　　C. 蝶窦

　　D. 中筛窦　　　　　　　E. 上颌窦

5. 下列关于气管的描述，正确的是

　　A. 位于食管前方　　　　B. 上接环状软骨　　　　C. 下端平颈静脉切迹平面

　　D. 可分为颈部和胸部　　E. 下端平胸骨角平面

三、填空题

1. 喉腔可被_____和_____分为三个部分，分别称为_____、_____和_____。

2. 鼻中隔由_____、_____、_____等被覆黏膜构成。

四、名词解释

1. 上呼吸道

2. Little 区

3. 肺根

4. 肋膈隐窝

5. 纵隔

五、简答题

1. 试述喉腔的结构和分部。

2. 简述左右主支气管的区别。

呼吸系统习题参考答案

一、A 型选择题

1. B 2. B 3. A 4. B 5. C 6. B 7. C 8. C 9. A 10. C

11. E 12. C

二、X 型选择题

1. ABC 2. ABE 3. ABC 4. ADE 5. ABDE

三、填空题

1. 声襞 前庭襞 喉前庭 喉中间腔 声门下腔

2. 筛骨垂直板 犁骨 鼻中隔软骨

四、名词解释

1. 上呼吸道：临床上通常将鼻、咽、喉称为上呼吸道。

2. Little 区：鼻中隔前下部有一易出血区（Little 区），此区血管丰富而表浅，受外伤或干燥空气刺激，血管易破裂而出血。

3. 肺根：进出肺门的结构被结缔组织包绕成束，称为肺根。

4. 肋膈隐窝：在肋胸膜与膈胸膜相互转折处，是胸膜腔的最低部位。

5. 纵隔：是左、右纵隔胸膜之间所有器官、结构及其结缔组织的总称。

五、问答题

1. 试述喉腔的结构和分部。

喉腔向上经喉口通喉咽，向下通气管。喉腔中部侧壁有上、下两对黏膜皱襞，

即前庭襞和声襞 , 两侧前庭襞间的裂隙称为前庭裂, 两侧声襞间的裂隙称为声门裂。声襞内含有声韧带和声带肌, 共同构成声带, 声门裂是喉腔最狭窄的部位。

喉腔分三部分: ① 从喉口至前庭裂之间称喉前庭。② 前庭裂和声门裂之间称喉中间腔, 喉中间腔向两侧突出的隐窝称喉室。③ 声门裂至环状软骨下缘的部分称声门下腔, 此区黏膜下组织比较疏松, 炎症时易引起水肿。

2. 简述左右主支气管的区别。

左主支气管细而长, 走行较倾斜, 右主支气管粗而短, 走行较陡直。气管内异物多坠入右主支气管。

泌尿系统习题

一、A 型选择题（每题有 A、B、C、D、E 5 个备选答案，请从中选择 1 个最佳答案）

1. 关于肾的描述，错误的是

    A. 属于腹膜外位器官　　　B. 左肾低右肾半个椎体　　　C. 右侧肾蒂较左侧短

    D. 成人肾门约平对第 1 腰椎

    E. 第 12 肋斜过左肾中部的后方

2. 肾被膜的最内层是

    A. 纤维囊　　　　　　　　B. 脂肪囊　　　　　　　　C. 肾筋膜

    D. 肾皮质　　　　　　　　E. 腹膜

3. 成人肾门平对

    A. 第 11 胸椎　　　　　　B. 第 12 胸椎　　　　　　C. 第 1 腰椎

    D. 第 2 腰椎　　　　　　 E. 第 3 腰椎

4. 肾实质可分为

    A. 肾髓质和肾锥体　　　　B. 肾髓质和肾盂　　　　　C. 肾皮质和肾髓质

    D. 肾乳头和肾盂　　　　　E. 肾皮质和肾柱

5. 下列关于输尿管的描述，错误的是

    A. 为成对的肌性管道　　　B. 在腹膜前方下降　　　　C. 起于肾盂

    D. 斜穿膀胱底　　　　　　E. 第 2 处狭窄在跨越髂血管处

6. 膀胱三角位于

    A. 膀胱尖　　　　　　　　B. 膀胱底　　　　　　　　C. 膀胱体的上部

    D. 膀胱颈　　　　　　　　E. 膀胱体的下部

7. 下列关于女性尿道的描述，错误的是

    A. 长 3~5cm　　　　　　 B. 较男性尿道短、直、宽　C. 前壁与阴道相邻

    D. 开口于阴道前庭　　　　E. 尿道外口位于阴道口的前上方

二、X 型选择题（每题有 A、B、C、D、E 5 个备选答案，请从中选择 2 个或 2 个
   以上正确答案，多选、少选、错选均不得分）

1. 男性膀胱后邻

    A. 精囊　　　　　　　　　B. 前列腺　　　　　　　　C. 输精管末端

    D. 耻骨联合   E. 直肠

2. 出入肾门的结构包括

    A. 肾盂   B. 肾动脉   C. 肾静脉

    D. 肾锥体   E. 肾乳头

三、填空题

1. 泌尿系统由_____、_____、_____和_____组成。主要功能是_____。

2. 肾位于_____的两侧，_____的后方，紧贴于_____上部。一般左肾上端平第_____胸椎体上缘，下端平第_____腰椎体上缘。右肾因受_____的影响，因此左肾比右肾高。

3. 出入肾门的结构有_____、_____、_____、_____和_____。

4. 肾的冠状切面上，肾由肾皮质和肾髓质构成，皮质伸入髓质的部分称_____，髓质由_____个_____所构成。

5. 肾的表面有三层结构，由内向外依次为_____、_____、_____。后者为前后两层包裹_____和_____。

6. 肾门的位置约平对第_____腰椎，其向肾内凹陷形成了一个较大的腔，称_____。在腰背部，肾门的体表投影点，在_____和_____的夹角处，称_____，又称_____。

7. 输尿管为一对细长的_____管道，全长_____，可分为_____、_____、_____三部分。

8. 输尿管有 3 个生理性狭窄，依次位于_____、_____、_____。

9. 成人膀胱空虚时位于_____的前方，膀胱的前方为_____，男性后方为_____，女性后方为_____和_____。

10. 膀胱依其外形可分为_____、_____、_____和_____。膀胱的下方男性邻_____，女性邻_____，膀胱通过_____与尿道相连。

11. 膀胱三角位于_____，其两侧角为_____，下角为_____。此三角的结构特点是_____。在膀胱镜检时，寻找输尿管口的标志是_____。

12. 女性尿道起自_____，经_____前面下行，穿过_____，以_____开口于_____。

四、名词解释

1. 肾门

2. 肾窦

3. 膀胱三角

五、问答题

简述输尿管的分部、狭窄及其临床意义。

泌尿系统习题参考答案

一、A 型选择题

1. B 2. A 3. C 4. C 5. B 6. B 7. C

二、X 型选择题

1. ACE 2. ABC

三、填空题

1. 肾 输尿管 膀胱 尿道 排出机体溶于水的代谢物（泌尿）

2. 脊柱 腹膜 腹后壁 12 3 肝

3. 肾动脉 肾静脉 肾盂 淋巴管 神经

4. 肾柱 15~20 肾锥体

5. 纤维囊 脂肪囊 肾筋膜 肾 肾上腺

6. 1 肾窦 第 12 肋 竖脊肌 脊肋角 肾区

7. 肌性 26cm 腹段 盆段 壁内段

8. 肾盂与输尿管的移行处 与髂血管交叉处 穿膀胱壁处

9. 小骨盆 耻骨联合 精囊腺 子宫 阴道

10. 尖 颈 体 底 前列腺 尿生殖膈 尿生殖膈

11. 膀胱底内面 输尿管口 尿道内口 光滑、无黏膜皱襞 输尿管间襞

12. 膀胱的尿道内口 阴道前方 尿生殖膈 尿道外口 阴道前庭

四、名词解释

1. 肾门：是肾内侧缘中部的凹陷，为肾动脉、肾静脉、肾盂、神经及淋巴管等结构出入肾的部位。

2. 肾窦：是肾门向肾实质内凹陷而形成的腔隙。其内含脂肪组织、肾大盏、肾小盏、肾盂、肾动脉分支、肾静脉属支、淋巴管和神经等。

3. 膀胱三角：在膀胱底内面，两侧输尿管口与尿道内口之间的三角形区域。该区是肿瘤和结核的好发部位。

五、问答题

简述输尿管的分部、狭窄及其临床意义。

输尿管全长分为腹部、盆部和壁内部三部分。

输尿管全长有 3 处狭窄，分别位于：①肾盂与输尿管的移行处；②与髂血管交叉处；③穿膀胱壁处。3 处狭窄是输尿管结石容易停留的部位。

生殖系统习题

一、A型选择题（每题有A、B、C、D、E 5个备选答案，请从中选择1个最佳答案）

1. 男性生殖腺是
   - A. 前列腺
   - B. 精囊
   - C. 睾丸
   - D. 阴囊
   - E. 附睾

2. 产生精子的结构是
   - A. 阴囊
   - B. 精曲小管
   - C. 精直小管
   - D. 附属腺
   - E. 睾丸网

3. 输精管结扎常选的部位是
   - A. 睾丸部
   - B. 精索部
   - C. 输精管壶腹
   - D. 腹股沟管部
   - E. 盆部

4. 射精管开口于
   - A. 尿道内口
   - B. 尿道膜部
   - C. 尿道球部
   - D. 尿道前列腺部
   - E. 尿道海绵体部

5. 下列关于精囊的描述，正确的是
   - A. 精囊位于膀胱下方
   - B. 精囊为单一的囊状器官
   - C. 由附睾管构成
   - D. 可储存精子
   - E. 其排泄管与输精管壶腹末端合成射精管

6. 前列腺位于
   - A. 膀胱后方
   - B. 膀胱颈下方
   - C. 尿生殖膈内
   - D. 盆膈下方
   - E. 直肠后方

7. 后尿道是指
   - A. 前列腺部
   - B. 膜部和前列腺部
   - C. 海绵体部
   - D. 膜部
   - E. 膜部和海绵体部

8. 男性尿道第2处狭窄位于
   - A. 尿道前列腺部
   - B. 尿道膜部
   - C. 尿道球部
   - D. 尿道外口
   - E. 舟状窝

9. 女性生殖腺是

　　A. 前庭大腺　　　　　　　B. 卵巢　　　　　　　　C. 输卵管

　　D. 子宫　　　　　　　　　E. 乳腺

10. 手术中识别输卵管的标志是

　　A. 输卵管伞　　　　　　　B. 输卵管峡部　　　　　C. 输卵管壶腹部

　　D. 输卵管漏斗　　　　　　E. 输卵管子宫部

11. 子宫口是指

　　A. 输卵管子宫口　　　　　B. 输卵管腹腔口　　　　C. 子宫颈管上口

　　D. 子宫颈管下口　　　　　E. 阴道口

12. 受精的部位通常在

　　A. 子宫　　　　　　　　　B. 阴道　　　　　　　　C. 输卵管子宫部

　　D. 输卵管壶腹部　　　　　E. 输卵管漏斗

13. 输卵管结扎常选择的部位是

　　A. 输卵管子宫部　　　　　B. 输卵管峡部　　　　　C. 输卵管漏斗

　　D. 输卵管壶腹部　　　　　E. 输卵管伞

14. 子宫峡位于

　　A. 子宫与输卵管之间　　　B. 子宫体与子宫颈之间　C. 子宫腔内

　　D. 子宫颈与阴道之间　　　E. 子宫体与子宫底之间

15. 下列关于子宫形态的描述，正确的是

　　A. 子宫分头、体、尾三部分

　　B. 子宫与阴道相通，不与输卵管相通

　　C. 子宫颈全部被阴道包绕

　　D. 正常姿势为前倾前屈位

　　E. 非妊娠期子宫峡正常约 11cm 长

16. 防止子宫下垂的韧带主要是

　　A. 卵巢悬韧带　　　　　　B. 子宫阔韧带　　　　　C. 骶子宫韧带

　　D. 子宫圆韧带　　　　　　E. 子宫主韧带

二、X 型选择题（每题有 A、B、C、D、E 5 个备选答案，请从中选择 2 个或 2 个
　　以上正确答案，多选、少选、错选均不得分）

1. 精索内的结构包括

　　A. 输精管　　　　　　　　B. 睾丸动脉　　　　　　C. 蔓状静脉丛

　　D. 提睾肌　　　　　　　　E. 射精管

2. 男性附属腺包括

    A. 睾丸   B. 附睾   C. 输精管

    D. 精囊   E. 尿道球腺

3. 维持子宫前倾前屈位的主要结构是

    A. 子宫阔韧带   B. 子宫圆韧带   C. 子宫主韧带

    D. 骶子宫韧带   E. 盆底肌

4. 输精管道包括

    A. 睾丸   B. 附睾   C. 输精管

    D. 射精管   E. 男性尿道

5. 输精管的分部包括

    A. 睾丸部   B. 腰部   C. 精索部

    D. 腹股沟管部   E. 盆部

6. 男性尿道的 3 个狭窄位于

    A. 尿道内口   B. 尿道前列腺部   C. 尿道膜部

    D. 尿道球部   E. 尿道外口

7. 女性外生殖器包括

    A. 阴阜   B. 大、小阴唇   C. 阴道前庭

    D. 阴蒂   E. 前庭球

三、填空题

1. 男性尿道全长可分为_____、_____、_____三部分，临床上将_____称为前尿道，将_____和_____合称为后尿道。

2. 阴茎由 3 个海绵体构成，位于背侧 2 个为_____，腹侧 1 个为_____。

3. 男性附属腺体包括_____、_____和_____。

4. 子宫可分为_____、_____和_____三部分。子宫内腔可分为_____、_____两部分。

四、名词解释

1. 精索

2. 子宫峡

3. 阴道穹

4. 产科会阴

五、问答题

1. 简述男性尿道的特点及临床意义。

2. 试述子宫的位置与固定装置。

生殖系统习题参考答案

一、A 型选择题

1. C　2. B　3. B　4. D　5. E　6. B　7. B　8. B　9. B　10. A

11. D　12. D　13. B　14. B　15. D　16. E

二、X 型选择题

1. ABCD　2. DE　3. BD　4. BCDE　5. ABDE

6. ACE　7. ABCDE

三、填空题

1. 尿道海绵体部　膜部　前列腺部　尿道海绵体部　膜部　前列腺部

2. 阴茎海绵体　尿道海绵体

3. 前列腺　精囊腺　尿道球腺

4. 子宫颈　子宫体　子宫底　子宫腔　子宫颈管

四、名词解释

1. 精索：起自睾丸上端，是上达腹股沟管深环的一对柔软的圆索状结构。主要结构是输精管、睾丸动脉、蔓状静脉丛、神经、淋巴管和腹膜鞘突的残余等。

2. 子宫峡：子宫体与子宫颈交界处略为狭窄的部分，称子宫峡，仅 0.7~0.9cm 长，但在妊娠末期可达 7~10cm。产科常在此处进行剖宫术。

3. 阴道穹：阴道上端宽阔，包绕子宫颈阴道部，二者之间形成环形凹陷，称阴道穹。

4. 产科会阴：会阴分为广义和狭义两个概念。狭义会阴即产科会阴，是指外生殖器与肛门之间的狭窄区域；广义会阴是指封闭骨盆出口的所有软组织。

五、问答题

1. 简述男性尿道的特点及临床意义。

　　男性尿道可分为前列腺部、膜部和海绵体部三部分。

　　男性尿道的特点：3 处狭窄、3 处扩大和 2 个弯曲。3 处狭窄分别位于尿道内口、膜部和尿道外口，其中尿道外口最为狭窄。3 处扩大分别位于前列腺部、尿道球部和舟状窝。2 个弯曲为耻骨下弯和耻骨前弯。男性尿道在插入导管或器械时，应该注意这些特点，避免损伤尿道。

2. 试述子宫的位置与固定装置。

　　子宫借韧带、尿生殖膈和盆底肌等维持其正常位置。

　　子宫的韧带：子宫阔韧带，限制子宫向两侧移动；子宫圆韧带，维持子宫前倾位；子宫主韧带，防止子宫脱垂；子宫骶韧带，维持子宫前倾前屈位。

腹膜习题

一、A 型选择题（每题有 A、B、C、D、E 5 个备选答案，请从中选择 1 个最佳答案）

1. 直立时女性腹膜腔的最低部位是
   A. 直肠膀胱陷凹　　　B. 坐骨肛门窝　　　C. 膀胱子宫陷凹
   D. 直肠子宫陷凹　　　E. 肝肾隐窝

2. 下列不属于腹膜内位器官的是
   A. 胃　　　B. 脾　　　C. 子宫
   D. 输卵管　　　E. 阑尾

3. 必须经腹膜腔才能手术的脏器为
   A. 膀胱　　　B. 输尿管　　　C. 胃
   D. 肾　　　E. 直肠中下部

4. 下列关于腹膜的描述，错误的是
   A. 为浆膜结构　　　B. 分壁腹膜和脏腹膜　　　C. 男女均为一密闭的腔隙
   D. 产生少量浆液　　　E. 有防御功能

二、X 型选择题（每题有 A、B、C、D、E 5 个备选答案，请从中选择 2 个或 2 个以上正确答案，多选、少选、错选均不得分）

1. 下列关于小网膜的描述，正确的是
   A. 连于肝门与胃和十二指肠上部之间　　　B. 由双层腹膜构成
   C. 左缘游离　　　D. 游离缘后方有网膜孔
   E. 后方是网膜囊

2. 肝十二指肠韧带内含有的结构是
   A. 胆总管　　　B. 肝固有动脉　　　C. 肝静脉
   D. 肝门静脉　　　E. 下腔静脉

三、填空题

1. 由腹膜形成的系膜结构有_____、_____、_____、_____。
2. 由腹膜形成的肝的韧带有_____、_____、_____。
3. 由腹膜形成的脾的韧带有_____、_____、_____。
4. 由腹膜形成的胃的韧带有_____、_____、_____、_____。

四、名词解释

1. Douglas 腔

2. 网膜囊

腹膜习题参考答案

一、A 型选择题

1. D   2. C   3. C   4. C

二、X 型选择题

1. ABDE   2. ABD

三、填空题

1. 肠系膜   阑尾系膜   横结肠系膜   乙状结肠系膜

2. 镰状韧带   冠状韧带   左右三角韧带   肝胃韧带

3. 胃脾韧带   脾肾韧带   膈脾韧带

4. 肝胃韧带   胃脾韧带   胃结肠韧带   胃膈韧带

四、名词解释

1. Douglas 腔：又称直肠子宫陷凹，指女性直肠与子宫之间的腹膜间隙。直立或半
   卧位时是女性腹膜腔最低位。

2. 网膜囊：位于小网膜和胃后方与腹后壁之间的一个前后扁窄的腹膜间隙，属于腹
   膜腔的一部分。

第 三 篇

循环系统实验及习题

实验十一 心

一、实验目的和要求

1. 血液循环的途径。

2. 心脏的位置、外形及心腔。

3. 在心脏标本上指出传导系统及相应的结构,说出其功能。

4. 在心脏标本上指出左、右冠状动脉的起始、行程、主要分支(前、后室间支,旋支,窦房结支)的分布区域;说出心脏静脉血回流的途径,在心脏标本上指出冠状窦的位置及其开口。

5. 心包的构成及心包腔的位置,在体表指出心的体表投影,并说明其临床意义。

二、实验内容

1. 结合原位心脏标本,观察心脏的位置及体表投影。

2. 结合心脏模型、完整心脏标本、新鲜猪心,观察心脏的外形:一尖、一底、二面、三缘和四沟(即心尖、心底,胸肋面、膈面,左缘、右缘、下缘,冠状沟、前室间沟、后室间沟、房间沟)。

3. 结合心脏剖面标本,观察心脏各腔的结构。

(1)右心房:辨认右心耳、界沟、梳状肌、界嵴、上腔静脉口、下腔静脉口、冠状窦口、右房室口、房间隔、卵圆窝。

(2)右心室:辨认三尖瓣(前、后、隔瓣)、肉柱、乳头肌、腱索、室上嵴、动脉圆锥(又称漏斗)、肺动脉口、肺动脉瓣,观察室间隔的位置。

(3)左心房:辨认左心耳(内有梳状肌)、肺静脉口(两对)、左房室口。

(4)左心室:辨认二尖瓣(前、后尖瓣)、乳头肌、肉柱、主动脉口及主动脉瓣、主动脉窦。

4. 结合心脏剖面标本及纤维环标本,观察心内膜、心肌层、心外膜和心纤维环。

5. 结合冠状动脉标本及模型、心的血管标本,观察左、右冠状动脉的起始、行程、主要分支及其分布范围，心大、中、小静脉的位置及注入冠状窦的位置。

6.结合心传导系统标本或模型，观察窦房结、房室结、房室束及左、右束支的位置。

7.结合心包标本（或原位心包剖面标本），观察纤维性心包、浆膜性心包、心包腔、心包横窦、心包斜窦。

8.结合循环系统挂图，掌握血液循环的途径。

三、实验仪器、设备和材料

1.心脏模型、完整心脏标本。

2.原位心脏标本。

3.心脏剖面标本及纤维环标本。

4.心传导系标本或模型。

5.冠状动脉标本及模型，心的血管标本。

6.心包标本（或原位心包剖面标本）

7.新鲜猪心若干。

8.循环系统挂图。

四、实验步骤

1.在心脏模型上示教心脏的位置、外形。

2.在心脏标本上和心脏模型上示教右心室的结构：三尖瓣、肉柱、乳头肌、腱索、室上嵴、动脉圆锥、肺动脉口、肺动脉瓣。

3.在心脏标本上示教左、右冠状动脉起始、行程及分支。

4.指导学生观察心脏标本、模型及挂图。

5.学生自己动手解剖猪心。

6.小结本次课程内容。

五、实验注意事项

1.注意在原位心脏标本上观察心的位置。

2.心腔结构及血液的流通关系是难点。

实验十二　动脉

一、实验目的和要求

1. 肺动脉干的位置，左、右肺动脉位置，动脉韧带的位置。

2. 主动脉的起止、行程、分部，主动脉弓的3大主要分支。

3. 颈总动脉的起止、行程，颈外动脉的主要分支和分布，颈内动脉在颈部的位置，头、颈动脉的搏动点及常用的压迫止血点。

4. 锁骨下动脉的起止、行程和分布，腋动脉的起止、行程及其主要分支，肱动脉、桡动脉、尺动脉的起止、行程和分布，掌浅弓和掌深弓的位置、组成及其意义，上肢动脉的搏动点及常用压迫止血点。

5. 胸主动脉的起止、行程及其主要分支，肋间动脉的行程和分布。

6. 腹主动脉的起止、行程及其分支，腹腔干、肠系膜上动脉、肠系膜下动脉的行程、分支和分布，肾动脉、睾丸动脉（或卵巢动脉）、肾上腺中动脉的行程和分布。

7. 髂总动脉的起止和行程，髂内动脉的主要分支及分布，子宫动脉的行程和分布，髂外动脉的位置及行程。

8. 股动脉、腘动脉、胫前动脉、胫后动脉、足背动脉的起止、行程和分布，下肢动脉的搏动点及常用的压迫止血点。

二、实验内容

1. 结合游离心、肺标本，辨认肺动脉干，左、右肺动脉，动脉韧带。

2. 结合全身动脉干标本，找出主动脉、升主动脉、主动脉弓及其分支（头臂干、左颈总动脉、左锁骨下动脉）。

3. 结合颈总动脉及其分支标本，观察颈总动脉、颈内动脉、颈外动脉、颈动脉窦、颈动脉小球的位置，找出颈外动脉的主要分支〔甲状腺上动脉、舌动脉、面动脉、颞浅动脉、上颌动脉及其分支（脑膜中动脉、下牙槽动脉）〕和分布。

4. 结合全身动脉干标本、上肢动脉标本，观察锁骨下动脉行程及其分支（椎动脉、胸廓内动脉和甲状颈干）。结合手动脉标示，观察腋动脉起止、行程及其主要分支；肱动脉、桡动脉、尺动脉起止、行程和分布；掌浅弓、掌深弓的位置及其组成。

5. 结合全身动脉干标本、胸主动脉标本及动脉挂图，观察胸主动脉的起止、行程及其主要分支（要求找到肋间动脉及食管动脉）。

6. 结合全身动脉干及腹主动脉标本，观察腹主动脉的起止、行程及其分支，找到腰动脉、肾动脉、睾丸动脉（或卵巢动脉）、肾上腺中动脉；观察腹腔干、肠系膜上动脉、肠系膜下动脉的行程、分支和分布。

7. 结合盆腔动脉标本、全身动脉干标本，观察髂总动脉的起止及行程；观察髂内动脉的壁支及脏支；观察髂外动脉的位置和行程；结合女性髂内动脉标本，观察子宫动脉的行程和分布。

8. 结合下肢动脉标本，观察股动脉、腘动脉、胫前动脉、胫后动脉、足背动脉的起止、行程和分布，并在活体上以指探测其搏动点。

三、实验仪器、设备和材料

1. 全身动脉干标本。

2. 颈总动脉及其分支标本（有颈动脉窦及颈动脉球）。

3. 游离心、肺标本（显示肺动脉、左右肺动脉、动脉导管索）。

4. 上肢动脉标本，手动脉标本。

5. 胸主动脉标本（有肋间动脉及食管动脉）。

6. 腹主动脉标本（有壁支及成对脏支，不成对分支）。

7. 盆腔动脉标本（腹壁下动脉之起点至腹直肌鞘行程），女性髂内动脉标本（示子宫动脉与输尿管关系）。

8. 下肢动脉标本。

9. 动脉挂图。

四、实验步骤

1. 示教颈总动脉、颈外动脉的行程及其分支。

2. 示教锁骨下动脉的分支，上肢动脉的压迫止血点。

3. 示教腹腔干的位置及其分支。

4. 示教肠系膜上、下动脉的分支。

5. 指导学生观察动脉标本及挂图。

6. 讨论、总结全身动脉压迫止血点的位置及方法。

7. 小结本次课程内容。

五、实验注意事项

1. 注意区分动脉与静脉的特点。

2. 结合活体观察某些动脉的体表投影、压迫止血点的位置。

实验十三　静脉和淋巴系统

一、实验目的和要求

1. 静脉系的组成，上、下腔静脉的组成、起止及行程。

2. 头臂静脉的组成，颈内静脉、锁骨下静脉、腋静脉和奇静脉的起止、行程，头静脉、贵要静脉、肘正中静脉的位置、行程和注入部位。

3. 下腔静脉、髂总静脉、髂内静脉、髂外静脉、股静脉和腘静脉的起止、行程，大隐静脉和小隐静脉的位置、行程和注入部位。

4. 肝门静脉的组成、行程、属支，肝门静脉与上、下腔静脉间的交通途径。

5. 淋巴系统的组成、功能。

6. 胸导管和右淋巴导管的起始、行程、收集范围和注入部位。

7. 下颌下、颏下、颈浅、咽后和颈深淋巴结群的分布部位，各群淋巴结的收集范围及其输出淋巴管的去向。

8. 腋窝淋巴结的分群，各群的分布和收集范围；全身各部浅表淋巴结的位置及临床意义。

9. 脾的形态、位置和功能。

二、实验内容

1. 结合上腔静脉标本，观察上腔静脉的组成、起止及行程，头臂静脉的组成，颈内静脉、锁骨下静脉、腋静脉和奇静脉的起止和行程。

2. 结合全身浅静脉标本及静脉挂图，观察头静脉、贵要静脉、肘正中静脉、颈外浅静脉、大隐静脉及小隐静脉位置、行程和注入部位。

3. 结合下腔静脉标本，观察下腔静脉、髂总动脉、髂内静脉、髂外静脉、股静脉及腘静脉的起止、行程，并观察肾静脉和左、右睾丸静脉（或卵巢静脉）的注入部位。

4. 结合肝门静脉标本和模型，观察肝门静脉的组成、行程、属支，主要观察脾静脉、肠系膜上静脉和肠系膜下静脉。

5. 结合胸导管和右淋巴导管标本及模型，观察胸导管和右淋巴导管的位置、行程、收集范围和注入部位。

6. 结合全身淋巴结群标本和模型、淋巴系统挂图，观察腋窝淋巴结的分群，各群的分布和收集范围；全身各部浅表淋巴结的位置，并理解其临床意义；观察下颌下、颏下、颈浅、咽后和颈深淋巴结群的分布部位。

7. 结合游离脾标本和原位脾标本，观察脾的形态和位置。

三、实验仪器、设备和材料

1. 上、下腔静脉及其主要属支标本。

2. 肝门静脉标本和模型。

3. 全身浅静脉标本（示颈外浅静脉、头静脉、贵要静脉、肘正中静脉、大隐静脉及小隐静脉）。

4. 胸导管和右淋巴导管标本及模型。

5. 全身淋巴结群标本和模型。

6. 原位脾标本，游离脾标本。

7. 静脉和淋巴系统挂图。

四、实验步骤

1. 示教上、下肢浅静脉位置。

2. 示教肝门静脉的组成、属支及其与上、下腔静脉的吻合情况。

3. 示教胸导管的起始、行程和注入部位。

4. 指导学生观察静脉和淋巴系统标本、模型和挂图。

5. 小结本次课程内容。

五、实验注意事项

1. 注意结合活体观察上、下肢浅静脉的位置。

2. 肝门静脉的组成、属支及吻合支是重点。

心血管系统习题

一、A 型选择题（每题有 A、B、C、D、E 5 个备选答案，请从中选择 1 个最佳答案）

1. 体循环起于

    A. 左心房   B. 左心室   C. 右心房

    D. 右心室   E. 左心耳

2. 肺循环起于

    A. 左心房   B. 左心室   C. 右心房

    D. 右心室   E. 右心耳

3. 下列关于心尖的描述，正确的是

    A. 由右心室组成   B. 朝向左后下方   C. 朝向左前下方

    D. 朝向右后下方   E. 朝向右后上方

4. 右心室流入道和流出道的界线是

    A. 隔缘肉柱   B. 三尖瓣前尖   C. 室上嵴

    D. 前乳头肌   E. 以上均不对

5. 右房室口有

    A. 主动脉瓣   B. 肺动脉瓣   C. 二尖瓣

    D. 三尖瓣   E. 下腔静脉瓣

6. 下列关于颈总动脉的描述，正确的是

    A. 两侧均起于主动脉弓   B. 左侧起于头臂干   C. 与肱动脉相伴行

    D. 分为颈内动脉和颈外动脉

    E. 起始处发出甲状腺下动脉

7. 下列不属于颈外动脉分支的是

    A. 甲状腺上动脉   B. 甲状腺下动脉   C. 面动脉

    D. 颞浅动脉   E. 舌动脉

8. 咬肌前缘能摸到的动脉是

    A. 面动脉   B. 舌动脉   C. 上颌动脉

    D. 颞浅动脉   E. 硬脑膜中动脉

9. 腹主动脉发出的不成对的脏支是

　　A. 卵巢动脉　　　　　　　B. 肾动脉　　　　　　　　C. 肾上腺中动脉

　　D. 肠系膜下动脉　　　　　E. 以上都不是

10. 分布至胃底的动脉是

　　A. 胃网膜左动脉　　　　　B. 胃网膜右动脉　　　　　　C. 胃左动脉

　　D. 胃右动脉　　　　　　　E. 胃短动脉

11. 肠系膜上动脉的分支不包括

　　A. 空肠动脉　　　　　　　B. 回肠动脉　　　　　　　C. 右结肠动脉

　　D. 左结肠动脉　　　　　　E. 中结肠动脉

12. 肠系膜下动脉的分支是

　　A. 中结肠动脉　　　　　　B. 右结肠动脉　　　　　　C. 阑尾动脉

　　D. 乙状结肠动脉　　　　　E. 回肠动脉

13. 睾丸动脉起自

　　A. 腹腔干　　　　　　　　B. 腹主动脉　　　　　　　C. 髂内动脉

　　D. 髂外动脉　　　　　　　E. 髂总动脉

14. 子宫动脉起自

　　A. 髂内动脉　　　　　　　B. 髂外动脉　　　　　　　C. 闭孔动脉

　　D. 阴部内动脉　　　　　　E. 膀胱上动脉

15. 下列不属于髂内动脉分支的是

　　A. 子宫动脉　　　　　　　B. 膀胱上动脉　　　　　　C. 直肠下动脉

　　D. 卵巢动脉　　　　　　　E. 阴部内动脉

16. 上肢的浅静脉不包括

　　A. 头静脉　　　　　　　　B. 贵要静脉　　　　　　　C. 肱静脉

　　D. 肘正中静脉　　　　　　E. 手背静脉网

17. 下列关于大隐静脉的描述，正确的是

　　A. 起于足背静脉网的内侧　　B. 起于足背静脉网的外侧　C. 经内踝后方

　　D. 经外踝前方　　　　　　　E. 入股静脉前无属支

18. 左睾丸静脉一般注入

　　A. 下腔静脉　　　　　　　B. 肠系膜下静脉　　　　　C. 左肾静脉

　　D. 脾静脉　　　　　　　　E. 肠系膜上静脉

19. 肝门静脉收纳的范围不包括

　　A. 胆囊　　　　　　　　　B. 肝　　　　　　　　　　C. 脾

D. 胰   E. 阑尾

20. 毛细血管不分布于

  A. 肝   B. 肌肉   C. 角膜

  D. 肺   E. 甲状腺

21. 冠状窦开口于

  A. 左心房   B. 左心室   C. 右心房

  D. 右心室   E. 下腔静脉

22. 下列不属于右心房结构的是

  A. 卵圆窝   B. 冠状窦口   C. 上腔静脉口

  D. 乳头肌   E. 下腔静脉口

23. 隔缘肉柱位于

  A. 右心室   B. 左心室   C. 右心房

  D. 左心房   E. 主动脉窦

24. 下列不属于心传导系统结构的是

  A. 窦房结   B. 房室结   C. 心室肌纤维

  D. 左、右束支   E. 房室束

25. 下列关于左冠状动脉的描述，正确的是

  A. 发出右缘支   B. 发出后室间支   C. 营养右心房

  D. 分布于室间隔后 1/3   E. 发出前室间支和旋支

26. 主动脉弓从右向左发出的第 3 个分支是

  A. 右颈总动脉   B. 左颈总动脉   C. 左锁骨下动脉

  D. 右锁骨下动脉   E. 头臂干

27. 颈动脉窦

  A. 位于颈总动脉分叉处的后方   B. 壁内有压力感受器

  C. 位于颈外动脉的起始处   D. 属于化学感受器

  E. 可感受血液中氧浓度的变化

28. 翼点骨折易损伤

  A. 眶下动脉   B. 眼动脉   C. 面动脉

  D. 颞浅动脉   E. 脑膜中动脉

29. 下列有关椎动脉的描述，正确的是

  A. 起于颈外动脉   B. 由锁骨下动脉发出   C. 经卵圆孔入颅

  D. 经颈内动脉发出   E. 经圆孔入颅

30. 下列有关肱动脉的描述，正确的是
　　A. 在肱二头肌外侧下行　　　B. 是常用测量血压听诊的动脉
　　C. 是锁骨下动脉的延续　　　D. 在臂部无分支
　　E. 始终与腋静脉伴行

31. 发出阑尾动脉的是
　　A. 回结肠动脉　　　　B. 中结肠动脉　　　　C. 右结肠动脉
　　D. 空肠动脉　　　　　E. 左结肠动脉

32. 体表不易摸到的动脉是
　　A. 臀上动脉　　　　　B. 足背动脉　　　　　C. 桡动脉
　　D. 股动脉　　　　　　E. 肱动脉

33. 有分支营养肝的动脉是
　　A. 腹腔干　　　　　　B. 肠系膜上动脉　　　C. 肠系膜下动脉
　　D. 脾动脉　　　　　　E. 胃网膜右动脉

34. 下列关于静脉的描述，正确的是
　　A. 是导血离心的血管　　　B. 起于毛细血管，止于心室
　　C. 静脉的吻合没有动脉吻合丰富
　　D. 静脉管壁的弹性比动脉管壁大　　　　E. 浅静脉注入深静脉

35. 静脉角位于
　　A. 左、右头臂静脉汇合处　　　　　B. 奇静脉注入上腔静脉处
　　C. 颈外静脉注入下腔静脉处　　　　D. 颈内、外静脉汇合处
　　E. 颈内静脉与锁骨下静脉汇合处

36. 下列关于颈内静脉的描述，错误的是
　　A. 在颈静脉孔处续于乙状窦　　　　B. 位于皮下，属于浅静脉
　　C. 行于颈动脉鞘内　　　　　　　　D. 属支有颅内支和颅外支
　　E. 为颈部最大的静脉干

37. 行经三角肌胸大肌间沟的静脉是
　　A. 贵要静脉　　　　　B. 锁骨下静脉　　　　C. 肘正中静脉
　　D. 头静脉　　　　　　E. 肱静脉

38. 下列关于下腔静脉的描述，错误的是
　　A. 是人体最大的静脉干　　B. 由左、右髂总静脉汇合而成
　　C. 穿膈的腔静脉孔　　　　D. 注入右心房
　　E. 先入肝，再注入右心房

39. 半奇静脉先注入

    A. 上腔静脉　　　　　　　B. 下腔静脉　　　　　　　C. 头臂静脉

    D. 胸廓内静脉　　　　　　E. 奇静脉

二、X型选择题（每题有A、B、C、D、E5个备选答案，请从中选择2个或2个以上正确答案，多选、少选、错选均不得分）

1. 心血管系统包括

    A. 心　　　　　　　　　　B. 动脉　　　　　　　　　C. 静脉

    D. 毛细血管　　　　　　　E. 毛细淋巴管

2. 右心房的入口有

    A. 肺静脉口　　　　　　　B. 冠状窦口　　　　　　　C. 右房室口

    D. 上腔静脉口　　　　　　E. 下腔静脉口

3. 下列关于左心房的描述，正确的是

    A. 后方与食管相邻　　　　B. 左心耳内有梳状肌　　　C. 两侧各有一对肺静脉口

    D. 房间隔上有卵圆窝　　　E. 流出口是左房室口

4. 下列关于主动脉的描述，正确的是

    A. 发自左心室　　　　　　　　　　　　　　B. 是体循环动脉的主干

    C. 第4胸椎至第4腰椎间为主动脉降部

    D. 主动脉降部行于脊柱的左前方　　　　　　E. 穿经主动脉裂孔

5. 主动脉弓凸侧发出的分支有

    A. 头臂干　　　　　　　　B. 左颈总动脉　　　　　　C. 右颈总动脉

    D. 左锁骨下动脉　　　　　E. 右锁骨下动脉

6. 腹腔干的分支分布于

    A. 肝　　　　　　　　　　B. 脾　　　　　　　　　　C. 胰

    D. 肾　　　　　　　　　　E. 胆囊

7. 肠系膜上动脉的分支有

    A. 回肠动脉　　　　　　　B. 空肠动脉　　　　　　　C. 回结肠动脉

    D. 右结肠动脉　　　　　　E. 中结肠动脉

8. 髂内动脉的脏支有

    A. 脐动脉　　　　　　　　B. 膀胱下动脉　　　　　　C. 直肠下动脉

    D. 子宫动脉　　　　　　　E. 阴部内动脉

9. 下列属于浅静脉的是

    A. 颈内静脉　　　　　　　B. 颈外静脉　　　　　　　C. 头静脉

D. 大隐静脉　　　　　　　　E. 小隐静脉

10. 上肢的浅静脉包括

　　A. 腋静脉　　　　　　　　B. 肱静脉　　　　　　　　C. 头静脉

　　D. 贵要静脉　　　　　　　E. 肘正中静脉

11. 下列关于肝门静脉的描述，正确的是

　　A. 收集腹腔不成对器官（除肝外）的静脉血

　　B. 由肠系膜上静脉和脾静脉汇合而成

　　C. 穿行于肝十二指肠韧带内　　　　　　　D. 注入下腔静脉

　　E. 与上、下腔静脉均有吻合支

12. 下列关于心的描述，正确的是

　　A. 分为心房和心室共 4 个腔室　　　　　　B. 左、右心房间有房间隔

　　C. 左、右心室间有室间隔　　D. 同侧的房室间有房室口相通

　　E. 心房肌和心室肌直接相延续

13. 下列关于左心室的描述，正确的是

　　A. 入口为左房室口，附有三尖瓣

　　B. 出口为主动脉口，附有主动脉瓣

　　C. 左心室肌最发达　　　D. 可见腱索和乳头肌　　E. 内含动脉血

14. 下列关于心包的描述，正确的是

　　A. 阻断下腔静脉可在心包横窦进行　　　　B. 外层为纤维性心包

　　C. 内层为浆膜性心包　　D. 脏壁两层之间的潜在性腔隙称心包腔

　　E. 心包腔内含有大量滑液

15. 下列关于颈总动脉的描述，正确的是

　　A. 左颈总动脉起自主动脉弓　　　　　　　B. 右颈总动脉起自头臂干

　　C. 均经过胸锁关节的后方　　D. 于甲状软骨下缘平面分为颈内、外动脉

　　E. 颈动脉窦是化学感受器

16. 下列属于锁骨下动脉的直接分支是

　　A. 椎动脉　　　　　　　　B. 胸廓内动脉　　　　　　C. 腹壁上动脉

　　D. 甲状颈干　　　　　　　E. 甲状腺上动脉

17. 腹主动脉的成对脏支有

　　A. 腹腔干　　　　　　　　B. 肾上腺中动脉　　　　　C. 肠系膜下动脉

　　D. 肾动脉　　　　　　　　E. 睾丸动脉（或卵巢动脉）

18. 肝门静脉的属支有

　　A. 脾静脉　　　　　　　　B. 肠系膜上静脉　　　　　C. 胃左静脉

　　D. 肠系膜下静脉　　　　　E. 附脐静脉

三、填空题

1. 心传导系包括_____、_____、_____、_____、_____、_____。

2. 心尖的体表投影在_____。

3. 头静脉起自_____，经前臂桡侧到_____，经肱二头肌外侧到_____沟，穿深筋膜注入_____。

4. 奇静脉起自_____，沿胸椎体_____上升，绕右肺根_____，注入_____。

5. 肝门静脉的属支有_____、_____、_____、_____、_____、_____。

6. 颈外静脉的主要分支有_____、_____、_____、_____、_____。

7. 右心房的 3 个血液入口分别是_____、_____、_____。右心室的血液入口是_____，此口的周缘有_____，血液出口是_____，口的周缘有_____。

8. 脑膜中动脉起于_____，阑尾动脉起于_____，椎动脉起于_____。

9. 动脉弓的凸侧发出 3 条较大的动脉，由右向左依次为_____、_____、_____。

四、名词解释

1. 大循环

2. 小循环

3. 窦房结

4. 心包腔

5. 动脉韧带

6. 颈动脉窦

7. 颈动脉小球

8. 掌浅弓

9. 静脉角

10. 危险三角

五、问答题

1. 心的 4 个腔各有哪些出入口？心腔内有哪些瓣膜，有何作用？

2. 颈外动脉有哪些主要分支？

3. 腹腔干有哪些主要分支？试述其分布。

4. 试述头静脉、大隐静脉的起始、行程和注入部位。

5. 试述肝门静脉的组成、特点、主要属支及侧支循环。

6. 写出下列循环途经（用箭头表示）。

（1）手背桡侧静脉注药→阑尾。

（2）口服药物（如黄连素）→体外（经尿排出）。

心血管系统习题参考答案

一、A 型选择题

1. B　2. D　3. C　4. C　5. D　6. D　7. B　8. A　9. D　10. E

11. D　12. D　13. B　14. A　15. D　16. C　17. A　18. C　19. B　20. B

21. C　22. D　23. A　24. C　25. E　26. C　27. B　28. E　29. B　30. B

31. A　32. A　33. A　34. E　35. E　36. B　37. D　38. E　39. E

二、X 型选择题

1. ABCD　2. BDE　3. BCE　4. ABCDE　5. ABD　6. ABCE

7. ABCDE　8. ABCDE　9. BCDE　10. CDE　11. ABCE　12. BCD

13. BCDE　14. BCD　15. ABC　16. AB　17. BDE　18. ABCDE

三、填空题

1. 窦房结　结间束　房室结　房室束　右束支　蒲肯野纤维

2. 左侧第 5 肋间隙锁骨中线内侧 1~2cm 处

3. 手背静脉网桡侧　肘窝　三角胸大肌间　腋静脉

4. 右腰升静脉　右前方　上方　上腔静脉

5. 肠系膜上静脉　肠系膜下静脉　脾静脉　胃左静脉　胃右静脉　胆囊静脉　副脐静脉

6. 下颌后静脉　耳后静脉　枕静脉　颈前静脉　肩胛上静脉

7. 上腔静脉口　下腔静脉口　冠状窦口　右房室口　三尖瓣　肺动脉口　肺动脉瓣

8. 上颌动脉　回结肠动脉　锁骨下动脉

9. 头臂干　左颈总动脉　左锁骨下动脉

四、名词解释

1. 大循环：起于左心室（动脉血）→主动脉→主动脉各级分支→全身各器官和组织的毛细血管→各级静脉→上、下腔静脉→右心房（静脉血）。

2. 小循环：起于右心室（静脉血）→肺动脉干→肺动脉各级分支→肺泡壁的毛细血管网→肺各级静脉→左心房（动脉血）。

3. 窦房结：位于上腔静脉与右心耳之间的心外膜深面，是心的正常起搏点。

4. 心包腔：脏、壁两层心包围成的腔隙，称心包腔，内含少量浆液。

5. 动脉韧带：左、右肺动脉的分叉处稍左侧，有一短的结缔组织索，连于主动脉弓的下缘，称动脉韧带，是胚胎时期动脉导管闭锁后的遗迹。

6. 颈动脉窦：颈总动脉末端和颈内动脉起始部膨大部分，为压力感受器。当血压升高时，反射性地引起心跳减慢，血压下降。

7. 颈动脉小球：一扁圆形小体，位于颈内、外动脉分叉处后方，为化学感受器。当血液中二氧化碳浓度升高时，反射性地引起呼吸加深、加快。

8. 掌浅弓：由尺动脉末端和桡动脉掌浅支吻合而成，位于掌腱膜和屈指肌腱之间。

9. 静脉角：锁骨下静脉和颈内静脉汇合处的夹角称静脉角，是淋巴导管注入的部位。

10. 危险三角：鼻根至两侧口角间的三角区。该区发生感染，致病菌易侵入颅内，故临床上称此区为危险三角。

五、问答题

1. 心的 4 个腔各有哪些出入口？心腔内有哪些瓣膜，有何作用？

右心房的入口有上腔静脉口、下腔静脉口和冠状窦口，出口为右房室口，通向右心室。右心室的入口为右房室口，出口为肺动脉口，左心房的入口为两对肺静脉口，出口为左房室口。左心室的入口为左房室口，出口为主动脉口。

三尖瓣位于右房室口，二尖瓣位于左房室口，肺动脉瓣位于肺动脉口，主动脉瓣位于主动脉口。这些瓣膜功能相同，可防止血液逆流。

2. 颈外动脉有哪些主要分支？

颈外动脉的主要分支有甲状腺上动脉、舌动脉、面动脉、上颌动脉和颞浅动脉。

3. 腹腔干有哪些主要分支？试述其分布。

腹腔干平第 12 胸椎，由腹主动脉前壁发出，立即分为胃左动脉、肝总动脉和脾动脉。

（1）胃左动脉营养食管腹段、贲门和胃小弯附近胃体的前、后壁。

（2）肝总动脉分为肝固有动脉和胃十二指肠动脉。胃十二指肠动脉发出胃网膜右动脉和胰十二指肠上动脉，分支营养胃大弯和大网膜，胰十二指肠上动脉分布到胰头和十二指肠。肝固有动脉分支营养肝和胆囊。

（3）脾动脉发出数支胃短动脉至胃底；发出胃网膜左动脉，沿胃大弯向右行，与胃网膜右动脉吻合，分布于胃体和大网膜。

4. 试述头静脉、大隐静脉的起始、行程和注入部位。

（1）头静脉起自手背静脉网的桡侧，经前臂前面桡侧上行至肱二头肌外侧，经三角胸大肌间沟，穿深筋膜，注入腋静脉或锁骨下静脉。

（2）大隐静脉起自足背静脉弓内侧，至内踝前方上升，经膝关节后内方、大腿前内侧，行至耻骨结节下外方 3~4cm 处，穿隐静脉裂孔，注入股静脉。在内踝前方，大隐静脉位置表浅且恒定，临床常在此做静脉穿刺或切开。

5. 试述肝门静脉的组成、特点、主要属支及侧支循环。

（1）肝门静脉由肠系膜上静脉和脾静脉汇合而成。

（2）肝门静脉收集除肝以外腹腔不成对器官的血液。肝门静脉主干及属支内无功能性静脉瓣，当肝门静脉高压时，血液可出现逆流。

（3）肝门静脉的主要属支有肠系膜上静脉、脾静脉、肠系膜下静脉、胃左静脉、胃右静脉、附脐静脉、胆囊静脉。

（4）肝门静脉系与上、下腔静脉之间有丰富的吻合，其主要吻合处有食管静脉丛、直肠静脉丛和脐周静脉网等。

6. 写出下列循环途经（用箭头表示）。

（1）手背桡侧静脉注药→阑尾。

手背桡侧静脉→头静脉→腋静脉→锁骨下静脉→上腔静脉→右心房→右心室→肺动脉→肺毛细血管→肺静脉→左心房→左心室→主动脉→肠系膜上动脉→回结肠动脉→阑尾动脉→阑尾。

（2）口服药物（如黄连素）→体外（经尿排出）。

口腔→食管→胃、肠道（吸收）→肝门静脉→肝→肝静脉→下腔静脉→右心房→右心室→肺动脉→肺毛细血管→肺静脉→左心房→左心室→主动脉→肾动脉→肾（伴随尿）→肾盂→输尿管→膀胱→尿道。

淋巴系统习题

一、A 型选择题（每题有 A、B、C、D、E 5 个备选答案，请从中选择 1 个最佳答案）

1. 下列关于右淋巴导管的描述，正确的是

   A. 是全身最大的淋巴导管 B. 起于乳糜池   C. 右颈干汇入右淋巴导管

   D. 收集人体右半身的淋巴 E. 注入右锁骨下静脉

2. 下列关于乳糜池的描述，正确的是

   A. 位于第 1 骶椎前方   B. 由左、右腰干汇合而成 C. 仅收集盆部器官的淋巴

   D. 仅收集腹腔器官的淋巴 E. 由左、右腰干和肠干汇合而成

3. 不注入胸导管的淋巴干是

   A. 左颈干   B. 右颈干   C. 肠干

   D. 左腰干   E. 右腰干

4. 胸导管收集的淋巴范围不包括

   A. 右上半身   B. 右下半身   C. 左上半身

   D. 左下半身   E. 腹腔器官

5. 下列关于脾的描述，正确的是

   A. 位于右季肋区   B. 长轴和肋弓一致   C. 上缘有 2~3 个脾切迹

   D. 是腹膜外位器官   E. 功能与消化有关

6. 下列不属于淋巴器官的是

   A. 扁桃体   B. 胸腺   C. 孤立淋巴滤泡

   D. 淋巴结   E. 脾

7. 下列关于淋巴导管的描述，正确的是

   A. 由淋巴干汇合而成   B. 由胸导管和左淋巴导管组成 C. 由淋巴管合成

   D. 注入颈内静脉   E. 均注入左静脉角

8. 下列关于胸导管的描述，错误的是

   A. 起自乳糜池   B. 注入左静脉角   C. 经主动脉裂孔入胸腔

   D. 是肠干的起始段   E. 是全身最大的淋巴管

9. 女性乳房外侧部的淋巴管注入

   A. 外侧淋巴结   B. 肩胛下淋巴结   C. 胸肌淋巴结

D. 胸骨旁淋巴结　　　　　E. 膈下淋巴结

10. 面部感染常引起哪个淋巴结肿大

　　A. 下颌下淋巴结　　　　　B. 耳后淋巴结　　　　　C. 咽后淋巴结

　　D. 锁骨上淋巴结　　　　　E. 膈下淋巴结

11. 下列关于腹股沟浅淋巴结的描述，错误的是

　　A. 上组沿腹股沟韧带排列　　　　　　　　　B. 下组沿大隐静脉末端排列

　　C. 输出管大部分注入股深淋巴结

　　D. 收纳了外生殖器浅淋巴管　　　　　　　　E. 不收集盆腔器官的淋巴

二、填空题

1. 胸导管起自_____，沿膈肌_____孔入胸腔，先行于脊柱右前方，到第_____胸椎水平转到脊柱左前方，最后注入_____。

2. 下颌下淋巴结接收_____、_____、_____部位的淋巴管。

3. 脾位于_____，其长轴与第_____肋一致，脾大临床触诊的标志是_____。

三、名词解释

1. 淋巴管

2. 乳糜池

四、问答题

试述胸导管的组成、行程、注入部位和收集范围。

淋巴系统习题参考答案

一、A 型选择题

1. C　2. E　3. B　4. A　5. C　6. C　7. A　8. D　9. C　10. A

11. E

二、填空题

1. 乳糜池　主动脉裂口　5　左静脉角

2. 面部　鼻部　口腔

3. 左季肋区　10　脾切迹

三、名词解释

1. 淋巴管：由毛细淋巴管汇合而成。结构和分布与小静脉类似。

2. 乳糜池：由左、右腰干和肠干在第 1 腰椎前方汇合而成，呈囊状膨大。

四、问答题

试述胸导管的组成、行程、注入部位和收集范围。

胸导管在第 1 腰椎前方起自乳糜池,乳糜池由左、右腰干和肠干汇合而成。后经膈肌的主动脉裂孔入胸腔,沿脊柱右前方上行达第 5 胸椎高度向左沿脊柱左前方上行,出胸廓上口注入左静脉角。注入左静脉角之前,还收集左颈干、左锁骨下干和左支气管纵隔干的淋巴。胸导管收集两下肢、盆部、腹部、左胸部、左上肢和左头颈部的淋巴,即人体近 3/4 的淋巴回流。

第四篇

感官系统实验及习题

实验十四　感觉器官

一、实验目的和要求

1. 眼球壁的组成、结构和功能，眼球的内容物（房水、晶状体、玻璃体）的位置、形态，眼房的概念，房水的产生部位和循环途径，运动眼球和眼睑的肌肉名称、位置和作用。

2. 结膜的形态、位置和分部，泪器的组成，泪腺和泪道的形态、位置和开口。

3. 眼球外肌的名称、位置、走行和作用，眼的血管。

4. 外耳道的形态、位置、长度、弯曲、分部和幼儿外耳道的特点，鼓膜的形态、位置和分部，鼓室六壁的主要结构、位置和毗邻，咽鼓管的位置、分部、作用及幼儿咽鼓管的特点，骨迷路3个部分（前庭、骨半规管和耳蜗）的形态、位置，膜迷路各结构的形态、位置及其与骨迷路的关系。

5. 听小骨的名称、连结、位置和作用，鼓膜张肌和镫骨肌的作用，声波传导的途径。

二、实验内容

1. 结合游离眼球标本及眼球模型、新鲜猪眼球，观察眼球的组成、形态；眼球壁的组成（角膜、巩膜、虹膜、瞳孔、睫状体、脉络膜、视网膜视部、视神经盘、黄斑及中央凹）和结构，并理解其功能；眼球内容物（房水、晶状体、玻璃体）的位置、形态、结构；房水的产生部位和循环途径。

2. 结合原位眼球标本并结合活体眼（学生之间），观察眼球的形态，眼睑、睫毛、睑结膜、球结膜、结膜穹隆的形态、位置；结合泪器标本，观察泪腺、泪道的形态、位置和开口。

3. 结合眼外肌标本和模型，观察眼球外肌（上直肌、下直肌、内直肌、外直肌、上斜肌、下斜肌及上睑提肌）的位置、走行，并理解其作用。

4. 结合耳标本及耳放大模型，观察外耳道（耳廓、外耳道和鼓膜）的形态、位置及分部。

5. 结合中耳鼓室模型，观察鼓室六壁的主要结构、位置和毗邻；结合听小骨标本，观察锤骨、砧骨、镫骨的形态、位置及其之间的连结关系。

6. 结合颞骨矢状切标本及耳标本，观察鼓室、咽鼓管、乳突窦及乳突小房的形态、位置。理解鼓膜张肌和镫骨肌的作用，以及声波传导的途径。

7. 结合内耳迷路标本结合内耳模型，观察骨迷路各结构（前庭、骨半规管和耳蜗）的形态、位置，膜迷路各结构（椭圆囊、球囊、膜半规管和蜗管）的形态、位置及与骨迷路的关系。

三、实验仪器、设备和材料

1. 游离眼球标本、眼球模型。

2. 原位眼球标本。

3. 眼外肌标本和模型，泪器标本。

4. 耳标本，耳放大模型。

5. 中耳鼓室模型。

6. 颞骨矢状切标本，听小骨标本。

7. 内耳迷路标本及内耳模型。

8. 新鲜猪眼球。

9. 感觉器管挂图，多媒体音像资料。

四、实验步骤

1. 示教眼球壁的组成、眼内容物的位置，解剖新鲜猪眼球 1 个。

2. 示教耳标本和模型。

3. 指导学生观察感觉器官标本、模型和挂图，观看感觉器官录像。

4. 学生自己动手解剖新鲜猪眼球。

5. 小结本次课程内容。

五、实验注意事项

1. 通过解剖新鲜猪眼球，观察眼球壁的结构和眼球内容物，理解角膜、房水、晶状体、玻璃体的透明性和折光性。

2. 认识声波的空气传导途径。

3. 运动眼球的肌肉在实物标本和模型上均能被很好地观察到，但要特别注意眼肌的位置与作用。

感官系统习题

一、A型选择题（每题有A、B、C、D、E 5个备选答案，请从中选择1个最佳答案）

1. 无折光作用的是

　　A. 虹膜　　　　　　　　B. 晶状体　　　　　　　C. 角膜

　　D. 房水　　　　　　　　E. 玻璃体

2. 下列关于角膜的说法，错误的是

　　A. 无色透明　　　　　　　B. 有折光作用

　　C. 无毛细血管及感觉神经末梢　　　　　D. 外层为复层扁平上皮

　　E. 表层损伤后，能很快再生恢复

3. 视网膜感光最敏锐的地方是

　　A. 视神经盘　　　　　　　B. 黄斑　　　　　　　　C. 中央凹

　　D. 视网膜视部　　　　　　E. 视网膜盲部

4. 下列关于晶状体的说法，错误的是

　　A. 为双凸透镜状　　　　　B. 无色透明　　　　　　C. 有弹性

　　D. 不含血管，仅有神经　　E. 外包一层透明而有弹性的薄膜

5. 产生房水的结构是

　　A. 睫状体　　　　　　　　B. 晶状体　　　　　　　C. 泪腺

　　D. 眼房　　　　　　　　　E. 玻璃体

6. 沟通眼球前、后房的结构是

　　A. 虹膜角膜角　　　　　　B. 巩膜静脉窦　　　　　C. 泪点

　　D. 瞳孔　　　　　　　　　E. 眼静脉

7. 能主动调节晶状体曲度的结构是

　　A. 睫状体　　　　　　　　B. 睫状肌　　　　　　　C. 睫状突

　　D. 睫状小带　　　　　　　E. 瞳孔括约肌

8. 下列关于外耳道的描述，正确的是

　　A. 为一弯曲的骨性管道　　B. 其骨性部分为颞骨所成　　C. 皮肤较厚且富有弹性

　　D. 皮下组织丰富，腺体较多　　　　　　E. 与中耳相交通

9. 内耳

    A. 位于内耳门与内耳道底之间　　　　　　B. 包括骨迷路和膜迷路

    C. 内、外淋巴可相互流通　　D. 球囊斑为听觉感受器　　E. 蜗管是位置觉感受器

10. 下列属于听觉感受器的是

    A. 椭圆囊斑　　　　　　　　B. 鼓膜　　　　　　　　C. 螺旋器

    D. 壶腹嵴　　　　　　　　　E. 球囊斑

11. 下列关于咽鼓管的描述，正确的是

    A. 连通鼓室与口咽部　　　　B. 外侧份为软骨部，内侧份为骨部

    C. 外端开口于鼓室颈静脉壁　　　　　　D. 内覆有黏膜

    E. 内端开口于咽隐窝

12. 下列关于中耳的描述，正确的是

    A. 由鼓膜和鼓室组成　　B. 鼓室内有听小骨　　C. 鼓室为密闭的小腔

    D. 成人咽鼓管平直短粗　　E. 鼓室与乳突小房不通

13. 接受直线变速运动刺激的感受器是

    A. 壶腹嵴　　　　　　　　　B. 螺旋器　　　　　　　C. 椭圆囊斑和球囊斑

    D. 蜗管　　　　　　　　　　E. 膜半规管

14. 蜗管位于下列哪个结构之内

    A. 耳蜗　　　　　　　　　　B. 蜗轴　　　　　　　　C. 前庭阶

    D. 鼓阶　　　　　　　　　　E. 椭圆囊

15. 下列关于鼓室的描述，错误的是

    A. 上壁称盖壁　　　　　　　B. 下壁为颈静脉壁　　　C. 后壁称乳突壁

    D. 前壁为颈动脉壁　　　　　E. 内侧壁由鼓膜构成

16. 下列关于鼓膜的描述，错误的是

    A. 位于鼓室和外耳道之间　　B. 在活体呈淡红色　　C. 其上方有鼓室上隐窝

    D. 下 3/4 为紧张部，薄而松弛　　　　　　E. 前下方的反光区称光锥

二、X 型选择题（每题有 A、B、C、D、E 5 个备选答案，请从中选择 2 个或 2 个

    以上正确答案，多选、少选、错选均不得分）

1. 泪道包括

    A. 泪点　　　　　　　　　　B. 泪小管　　　　　　　C. 泪囊

    D. 鼻泪管　　　　　　　　　E. 巩膜静脉窦

2 运动眼球的肌肉包括

    A. 上睑提肌　　　　　　　　B. 下直肌　　　　　　　C. 内直肌和外直肌

D. 上斜肌和下斜肌　　　　E. 上直肌

3. 下列关于咽鼓管的描述，正确的是

　　A. 是连接鼓室与咽的通道　B. 骨部向后外侧约占咽鼓管全长的 2/3

　　C. 是连接咽与内耳的肌性小管　　　　　　　　D. 平时处于开放状态

　　E. 软骨部实为一向外下方开放的槽，由结缔组织膜覆盖成管

4. 位置觉感受器包括

　　A. 壶腹嵴　　　　　　　　B. 球囊斑　　　　　　　　C. 椭圆囊斑

　　D. 基底膜　　　　　　　　E. 螺旋膜

三、选择题

1. 眼球内容物包括_____、_____和_____。

2. 眼的折光装置包括_____、_____、_____和_____。

3. 骨迷路沿颞骨岩部的长轴由前内侧向后外侧排列，分别是_____、_____和_____。

4. 听觉感受器是_____，位置觉感受器是_____、_____和_____。

四、名词解释

1. 巩膜静脉窦

2. 黄斑

3. 视神经盘

4. 虹膜角膜角

5. 螺旋器

五、问答题

1. 试述眼球屈光系统的作用机制。

2. 试述鼓室的各壁及其毗邻关系。

感官系统习题参考答案

一、A 型选择题

1. A　2. C　3. C　4. D　5. A　6. D　7. B　8. B　9. B　10. C

11. D　12. B　13. C　14. A　15. E　16. D

二、X 型选择题

1. ABCD　2. BCDE　3. AE　4. ABC

三、填空题

1. 房水　晶状体　玻璃体

2. 角膜 房水 晶状体 玻璃体

3. 前庭 骨半规管 耳蜗

4. 螺旋器 壶腹嵴 椭圆斑 球囊斑

四、名词解释

1. 巩膜静脉窦：为巩膜与角膜交界处深部的环形小管，是房水回流的通道。

2. 黄斑：在视神经盘颞侧约 3.5mm 处，有一黄色区域，称黄斑，其中央的凹陷，称中央凹，为视觉最敏锐的部位。

3. 视神经盘：视神经起始处有圆形白色隆起，称视神经盘，其中央凹陷称视神经凹，此处无感光细胞，称生理性盲点。

4. 虹膜角膜角：虹膜与角膜交界处构成的环行区域，称虹膜角膜角，是房水循环的必经之路。

5. 螺旋器：蜗管下壁螺旋膜上的隆起，又称 Corti 器。螺旋器为听觉感觉器。

五、问答题

1. 试述眼球屈光系统的作用机制。

　　视近物时，睫状肌收缩，睫状体前移，晶状体悬韧带松弛，晶状体凸度变厚屈光力加强，使物像聚集于视网膜上。视远物时与此相反。

2. 试述鼓室的各壁及其毗邻关系。

　　上壁又称盖壁，借薄骨板与颅中窝相邻；下壁又称颈静脉壁，借薄骨板与颈静脉窝相邻；前壁又称颈动脉壁，该壁与颈动脉管相邻，其上方有咽鼓管的开口；后壁又称乳突壁，上部有乳突窦的开口并通乳突小房，下方有一锥形隆起，内藏镫骨肌。外侧壁又称鼓膜壁，内侧壁又称迷路壁，与内耳相邻。

第 五 篇

神经系统实验及习题

实验十五　脊髓和脑干

一、实验目的和要求

1. 神经系统的组成；脊髓的位置和形态，脊髓节段与椎骨的对应关系；脊髓的内部结构，即灰质、白质配布的形式、区分和名称，脊髓灰质前、后、侧角的主要神经核团的位置；脊髓的上、下行纤维束（脊髓小脑前束、脊髓小脑后束、顶盖脊髓束、网状脊髓束、内侧纵束、脊髓固有束）的位置、起止和功能；脑干各部的位置、形态和内部结构。

2. 脊髓灰质的形态、结构，白质内的重要传导束（薄束、楔束、脊髓丘脑束、皮质脊髓束）第四脑室的位置和交通。

二、实验内容

1. 结合神经系统挂图，掌握神经系统的组成。

2. 结合离体脊髓标本及模型、原位脊髓标本，观察脊髓的位置和形态，识别脊髓的两个膨大和脊髓表面的沟裂，观察脊髓圆锥和马尾的形态，以及脊髓节段与椎骨的对应关系。

3. 结合离体脊髓模型和脊髓横状切标本，观察脊髓的内部结构，辨认中央管及其周围的灰质以及白质的位置和分部。描述脊髓灰质前、后、侧角的主要神经核团的位置，脊髓白质内主要的上、下行纤维束（脊髓小脑前束、脊髓小脑后束、顶盖脊髓束、网状脊髓束、内侧纵束、脊髓固有束）的位置、起止和功能，并结合各纤维束的功能解释在脊髓半横断性损伤时会出现的症状。

4. 结合整脑标本及模型及头部正中矢状切标本，观察人脑各部（中脑、脑桥、延髓、间脑、小脑和端脑）的位置及境界。

5. 结合脑干标本及模型，观察脑干各部（延髓、脑桥、中脑）的位置、形态和内部结构，观察脑干各部背侧面和腹侧面主要结构，重点观察脑神经的出入部位。

（1）腹侧面

1）延髓：观察前正中裂、前外侧沟、锥体及锥体交叉、橄榄体、橄榄后沟以及第Ⅸ、Ⅹ、Ⅺ、Ⅻ对脑神经的神经根连接部位。

2）脑桥：观察脑桥基底部、基底沟、脑桥臂、桥延沟、脑桥小脑角以及第Ⅴ、Ⅵ、Ⅶ、Ⅷ对脑神经的神经根连接部位。

3）中脑：观察大脑脚、脚间窝以及第Ⅲ对脑神经的根丝出脑部位。

（2）背侧面

1）延髓：观察菱形窝、舌下神经三角、迷走神经三角、薄束结节和楔束。

2）脑桥：观察第四脑室形态、髓纹、界沟、内侧隆起，面神经丘、前庭区、听结节。

3）中脑：观察上丘、下丘、上丘臂、下丘臂以及第Ⅳ对脑神经根穿出部位。

6. 结合透明脑干模型或电动脑干模型，观察脑干内部结构主要神经核团的位置及纤维联系，主要上、下行纤维束的位置及走行。

三、实验仪器、设备和材料

1. 原位脊髓标本，离体脊髓标本及模型。

2. 脊髓横状切标本。

3. 整脑标本及模型，头部正中矢状切标本，脑干标本及模型，透明脑干模型或电动脑干模型。

4. 神经系统挂图。

四、实验步骤

1. 示教脊髓的形态、位置和分部。

2. 示教脊髓灰质、白质的位置。

3. 示教脑干的外形和内部结构。

4. 示教第四脑室的位置及交通。

5. 指导学生观察有关脊髓和脑干的标本、模型、挂图。

6. 小结本次课程内容。

五、实验注意事项

1. 注意理解脊髓内部结构，即灰质、白质及纤维束的排列位置，注意这些纤维束的位置及相互位置关系，理解其作用。

2. 脊髓标本容易损坏，注意保护。

3. 观察脑干外形时，首先要摆正其位置，脑干整体向前下方倾斜，与枕骨斜坡的角度一致，重点观察脑神经的出入部位。

4. 脑干的内部结构比较复杂，注意理解和区分神经核、纤维束、网状结构的结构和功能。

实验十六　间脑、小脑和端脑

一、实验目的和要求

1. 小脑的位置、形态和分叶。间脑的位置、形态、分部及主要核团的纤维联系和功能，第三脑室的位置和交通。大脑半球的形态、分叶及各叶上的重要沟回。通过内囊的各主要投射纤维束的位置排列关系。

2. 第三脑室的位置和连通，纹状体的概念和功能，大脑皮质各语言中枢的位置。

3. 丘脑内部主要核团的位置。

二、实验内容

1. 结合小脑标本、小脑挂图和脑模型，观察小脑的位置、形态和分叶，识别小脑上面、小脑下面、小脑蚓、小脑半球、小脑扁桃体。在小脑横切标本上观察小脑皮质和小脑核。

2. 结合脑正中矢状切标本、间脑挂图和脑模型，观察间脑的位置、形态、分部及主要核团的纤维联系并描述其功能，第三脑室的位置和连通，识别背侧丘脑、内侧膝状体、外侧膝状体及下丘脑的各结构。在丘脑标本及模型上观察丘脑内部主要核团的位置。

3. 结合脑标本和模型及端脑挂图，观察大脑半球的形态、分叶及各叶上的重要沟回。

（1）分叶：额叶、顶叶、枕叶、颞叶、岛叶。

（2）背外侧面：寻认中央前沟及中央前回、额上沟、额下沟、额上回、额中回、额下回，中央后沟及中央后回、顶内沟、顶上叶，缘上回、角回、颞上沟、颞下沟、颞上回、颞中回、颞下回、颞横回。

（3）内侧面：寻认胼胝体沟、扣带沟、旁中央沟、距状沟、中央旁小叶、扣带回、海马旁回、边缘叶、楔叶和舌回。

（4）底面：寻认嗅球、嗅束及嗅三角、枕颞沟、侧副沟、枕颞外侧回、枕颞内侧回和海马旁回。

5. 结合透明脑干模型，观察尾状核、豆状核、屏状核及其与背侧丘脑的位置关系。

6. 结合大脑水平切、冠状切标本及模型、脑室模型和透明脑干模型，观察内囊的组成、位置、分部及通过内囊的各主要投射纤维的位置排列关系；观察侧脑室的位置和形态，总结各脑室的交通、脑脊液的产生和循环途径，思考脑脊液循环发生障碍时出现的临床症状。

三、实验仪器、设备和材料

1. 脑标本和模型，小脑及其横切标本。

2. 丘脑标本及模型，脑正中矢状切标本。

3. 大脑水平切和冠状切标本。

4. 脑室模型。

5. 透明脑干模型。

6. 间脑、小脑、端脑挂图。

四、实验步骤

1. 示教间脑的分部。

2. 示教第三脑室的位置。

3. 示教大脑半球的形态、分叶及各叶上的重要沟回。

4. 指导学生观察有关间脑、小脑和端脑的标本、模型、挂图。

5. 小结本次课程内容。

五、实验注意事项

1. 观察脑标本时要小心和爱护，切勿用镊子夹持，要轻拿轻放，避免损坏脑标本。

2. 间脑应以背侧丘脑、后丘脑和下丘脑为重点，以重要核团及纤维联系为主线，结合功能进行观察学习。

3. 小脑应以分叶及各叶功能为主线，结合进出小脑形成 3 对脚的纤维进行观察学习。

4. 端脑应以内囊和功能定位为重点，以投射纤维为主线，结合功能进行观察学习。

实验十七　脊神经

一、实验目的和要求

1. 脊神经的数目、组成、区分、纤维成分和分支分布概况，颈丛、臂丛、腰丛和骶丛的组成、位置及主要神经的行程、分支分布，胸神经前支在胸腹壁的行程和分布。

2. 膈神经、正中神经、尺神经、桡神经、肌皮神经、腋神经、胸长神经、胸背神经、肋间神经、坐骨神经、阴部神经和隐神经的位置、行程和主要分布。

3. 正中神经、尺神经、桡神经和腋神经损伤后运动及感觉障碍的主要表现，胫神经、腓总神经损伤后运动及感觉障碍的主要表现。

二、实验内容

1. 结合脊神经标本及脊神经挂图，观察脊神经的数目、组成、出椎管的部位及其分支（前支、后支、交通支、脊膜返支）。

2. 结合颈丛皮支标本和膈神经标本，观察颈丛皮支（枕小神经、耳大神经、颈横神经、锁骨上神经）的穿出部位和分布情况，膈神经的行程及分布情况。

3. 结合头颈部和上肢神经标本，寻找臂丛，观察其在腋窝内与腋动脉的位置关系及其主要分支（上干、中干、下干、内侧束、外侧束、后束、正中神经、尺神经、桡神经、肌皮神经、腋神经、胸长神经、胸背神经）的位置和分布，并分析不同神经损伤时会引起哪些功能异常。

4. 结合胸神经标本，观察胸神经前支在胸腹壁的行程和分布，观察第 1 胸神经和第 12 胸神经前支分别与臂丛和腰丛的关系，寻找肋间神经和肋下神经的行程，注意其与肋间血管的关系。

5. 结合腰丛标本，观察腰丛的组成、位置及分支（髂腹下神经、髂腹股沟神经、闭孔神经、生殖股神经、股外侧皮神经及股神经）的行程和分布。

6. 结合骶丛标本，观察骶丛的组成、位置及分支（臀上神经、臀下神经、阴部神经、股后皮神经、坐骨神经、隐神经）的行程和分布，腓总神经（腓浅神经、腓深神经）和胫神经的起始、行程和分布，并分析不同神经损伤时会引起哪些功能异常。

三、实验仪器、设备和材料

1. 脊神经标本。

2. 颈丛皮支标本，膈神经标本。

3. 头颈部和上肢神经标本。

4. 胸神经标本（示胸壁肋间神经及腹前壁神经分布）。

5. 腰丛标本。

6. 骶丛标本。

7. 脊神经挂图。

四、实验步骤

1. 示教枕小神经、耳大神经、颈横神经、锁骨上神经和膈神经的行程和分布。

2. 示教肌皮神经、腋神经、桡神经、正中神经和尺神经的行程和分布。

3. 示教腰丛和骶丛的分布。

4. 指导学生观察脊神经标本及挂图。

5. 以病例形式讨论不同神经损伤时会引起哪些功能异常。

6. 小结本次课程内容。

五、实验注意事项

1. 注意分布于上肢的 5 支神经（肌皮神经、桡神经、尺神经、正中神经、腋神经）的分布特点。

2. 辨别不同脊神经损伤后出现的临床症状。

3. 注意胸神经的分布与临床上胸腔穿刺的应用。

4. 在观察脊神经的分布时，必须结合相应部位的骨骼肌进行学习。

实验十八　脑神经

一、实验目的和要求

1. 脑神经的名称、顺序、连接脑的部位、进出颅的位置、性质和分布情况。

2. 嗅神经的功能性质和分布；视神经和前庭蜗神经的行程和分布。

3. 动眼神经的纤维成分、行程、支配眼外肌的情况、分布与功能，滑车神经、展神经的行程和分布。

4. 三叉神经的行程及其主要分支的分布概况；面神经的纤维成分、行程及其主要分支的分布概况，三叉神经损伤或受刺激后的主要表现。

5. 舌咽神经和迷走神经的纤维成分、主干行程及其各种纤维成分的分布概况，喉上神经的位置和分布，左、右喉返神经的行程和分布，副神经、舌下神经的行程和分布。

6. 耳神经节、睫状神经节、翼腭神经节、下颌下神经节的位置和性质，迷走神经的纤维成分、主干行程及其各种纤维成分的分布概况。

二、实验内容

1. 结合颅底标本及脑神经标本和模型、脑神经挂图，观察 12 对脑神经连接脑的部位、进出颅的位置。理解 12 对脑神经的名称、顺序、性质和分布情况。

2. 结合头颈正中矢状切标本，观察经筛孔连于嗅球的嗅神经，理解嗅神经的功能、性质和分布；注意嗅神经与嗅球、嗅丝的区别；理解颅底骨折引起嗅觉障碍的原因。

3. 结合脑神经标本、眶内神经标本，观察视神经、动眼神经、滑车神经、展神经在眶内的行程并分析其支配眼球外肌的情况。

4. 结合三叉神经分支分布标本及颅底标本，观察颞骨岩部尖端膨大的半月形神经节即三叉神经节，向下查看其分出的 3 支，即眼神经、上颌神经和下颌神经，探查此 3 支分别经眶上裂、圆孔、卵圆孔出入颅底处，注意眼神经与动眼神经、滑车神经、上颌神经共同穿行于海绵窦内。理解三叉神经损伤或受刺激后的主要表现。

5. 结合面神经标本及模型，观察面神经的纤维成分、行程及其在面部的分布，并分析面神经不同部位损伤时会出现哪些临床症状。

6. 结合颅底标本及内耳模型，观察前庭蜗神经的行程和分布，理解前庭蜗神经损伤后的临床表现。

7. 结合舌咽神经标本，观察舌咽神经及其主要分支的行程和分布，理解舌咽神经的 5 种纤维成分、分布及损伤后的临床表现。

8. 结合迷走神经标本，观察迷走神经及其主要分支（喉上神经、喉返神经）的行程和分布，理解喉返神经损伤后的临床表现。

9. 结合副神经和舌下神经标本，观察副神经和舌下神经的行程和分布，理解副神经的纤维成分、分布及损伤后的表现，以及舌下神经损伤后伸舌时舌尖偏向患侧的原因。

三、实验仪器、设备和材料

1. 脑神经标本和模型。

2. 颅底标本和头颈正中矢状切标本。

3. 眶内神经标本。

4. 三叉神经分支分布标本。

5. 面神经标本及模型。

6. 内耳模型。

7. 舌咽神经标本，迷走神经标本。

8. 副神经和舌下神经标本。

9. 脑神经挂图。

四、实验步骤

1. 示教嗅神经的行程和分布。

2. 示教视神经、动眼神经、滑车神经、展神经的行程和分布。

3. 示教三叉神经的行程和分布。

4. 示教面神经的行程和分布。

5. 示教舌咽神经的行程和分布。

6. 示教迷走神经的行程和分布。

7. 示教副神经和舌下神经的行程和分布。

8. 指导学生观察脑神经标本、模型、挂图。

9. 小结脑神经的分布概况和损伤后的临床表现。

五、实验注意事项

1. 脑神经比较细小，故观察时要特别细心，动作要轻巧，切勿拉断，要爱护标本。

2. 脑神经比较复杂，观察时应注意联系颅骨部分的解剖结构。

3. 要注意脑神经的纤维成分，混合性的脑神经纤维成分较多，是难点，注意观察脑神经的标本、模型和挂图。

4. 注意含有副交感神经纤维的脑神经有哪些。

5. 学习脑神经必须在头脑中保持脑神经核 – 脑神经 – 外周分布区域三方面相一致。

6. 每对脑神经有时不能在同一标本上看到，需在不同标本或模型上配合观察。

实验十九　脑和脊髓的被膜、血管及脑脊液循环

一、实验目的和要求

1. 脊髓被膜的形态特点，硬膜外隙、蛛网膜下隙和终池的概念，硬脑膜的形态、结构、形成物，硬脑膜窦的名称、位置和交通，海绵窦的位置、内容物及其交通，脑室系统的组成，脑脊液的产生和循环途径。

2. 颈内动脉、椎动脉和基底动脉的行程、分布及供血范围，大脑动脉环的位置、组成和临床意义，脑蛛网膜、蛛网膜下池、蛛网膜粒、小脑延髓池、终池的位置。

3. 齿状韧带的位置和作用，脑的浅、深静脉的主要属支和回流情况，脊髓动脉的来源、分布特点，以及脊髓静脉的回流概况。

二、实验内容

1. 结合脑和脊髓的被膜标本及挂图，观察脑和脊髓三层被膜（硬膜、蛛网膜、软膜）的位置、形态特点，以及构成的硬膜外隙、蛛网膜下隙的位置，理解腰穿或蛛网膜下隙麻醉常在第 3、4 腰椎间隙或第 4、5 腰椎间隙进针的原因。

2. 结合游离硬脑膜标本，观察硬脑膜的形态、结构，寻认其主要形成物（大脑镰、小脑幕、幕切迹、上矢状窦、下矢状窦、窦汇、横窦、乙状窦、海绵窦）；结合海绵窦标本，观察海绵窦的位置、内容物及其交通，理解面部感染引起颅内海绵窦炎症的途径。

3. 结合脑室标本及模型，观察脑室系统(侧脑室、第三脑室、第四脑室、室间孔、中脑水管、第四脑室正中孔、外侧孔)的组成、位置和形态；脑蛛网膜、蛛网膜粒、蛛网膜下隙、小脑延髓池、终池的位置。查看脑脊液循环途径，由侧脑室脉络丛产生的脑脊液，经室间孔流向第三脑室，与第三脑室脉络丛产生的脑脊液一起，经中脑水管流入第四脑室，与第四脑室脉络丛产生的脑脊液一起再经正中孔和外侧孔流入蛛网膜下隙，经蛛网膜粒渗透到硬脑膜窦。

4. 结合脑、脊髓血管标本、模型及挂图，观察颈内动脉、椎动脉和基底动脉入颅后的主要分支、行程、分布和供血范围；结合大脑动脉环标本及模型，观察大脑动脉环（脑底下方、蝶鞍上方，环绕视交叉、灰结节及乳头体周围的动脉环）的位置、组成及其分支，理解大脑动脉环的意义。

三、实验仪器、设备和材料

1. 脑和脊髓的被膜标本。

2. 游离硬脑膜标本，海绵窦标本。

3. 脑和脊髓血管标本及模型，大脑动脉环标本及模型。

4. 脑室标本及模型。

5. 脑和脊髓的被膜、血管及脑脊液循环挂图。

四、实验步骤

1、示教脊髓被膜的组成，硬脑膜窦的位置，海绵窦的位置和交通。

2、示教大脑动脉环的组成。

3、指导学生观察有关脑和脊髓的被膜、血管及脑脊液循环的标本、模型及挂图。

4、小结本次课程内容。

五、实验注意事项

1. 注意辨认海绵窦及其他硬脑膜窦的交通情况，并理解其流注关系。

2. 理解各脑室的位置和交通，以及脑脊液的循环途径。

3. 中枢神经系统实验标本容易损坏，应特别注意保护，观察血管切忌用力牵拉。

实验二十　传导通路

一、实验目的和要求

1. 躯干、四肢本体感觉传导通路的组成，各级神经元胞体所在部位及纤维束在中枢内的行程、位置与投射部位；躯干、四肢和头面部的浅感觉传导通路的组成，各级神经元胞体所在的部位，纤维束在中枢内的行程、位置与投射部位；锥体束（皮质脊髓束和皮质核束）的组成、行程、交叉及对各运动核的支配情况。

2. 视觉传导通路和听觉传导通路的组成及投射部位，瞳孔对光反射通路。

二、实验内容

1. 结合神经传导通路模型及挂图，观察以下内容。

（1）躯干、四肢本体感觉传导通路：先寻认传导通路中三级神经元的胞体所在部位，即脊神经后根上的脊神经节、延髓背侧的薄束核和楔束核、间脑的腹后外侧核。先观察第1级神经元的周围突分布于肌、肌腱、关节和皮肤处，中枢突经后外侧沟进入脊髓后索，上升形成薄束或楔束（第5胸髓以下形成薄束，第4胸髓以上形成楔束），上行至延髓终止于薄束核和楔束核（第2级神经元），再追踪薄束核、楔束核发出的纤维组成丘系交叉及内侧丘系与背侧丘脑腹后外侧核（第3级神经元）的联系，最后追踪第3级神经元发出的纤维经内囊枕部至中央后回上1/3和中央旁小叶后部。理解传导通路不同部位损伤后的临床表现（交叉部位以上损伤引起对侧感觉障碍，交叉部位以下损伤引起同侧感觉障碍）。

（2）躯干、四肢浅感觉传导通路：寻认传导通路中三级神经元的胞体所在部位。第1级神经元在脊神经后根上的脊神经节，其周围突分布于躯干、四肢皮肤处，中枢突随后根经后外侧沟进入脊髓，上升1~2个脊髓节段终止于脊髓灰质后角。第2级神经元在脊髓灰质后角内的后角固有核，发出纤维经白质前连合交叉到对侧的外侧索和前索内上行，组成脊髓丘脑侧束和脊髓丘脑前束，终止于背侧丘脑的腹后外侧核。第3级神经元在背侧丘脑的腹后外侧核，发出丘脑中央辐射经内囊后肢投射到中央后回的上2/3部和中央旁小叶后部。理解传导通路不同部位损伤的临床表现。

（3）头面部浅感觉传导通路：寻认传导通路中三级神经元的胞体所在部位。先寻认第1级神经元三叉神经节，然后分别追踪其升支和降支至三叉神经脑桥核和三叉神经脊束核，在核中换第 2 级神经元，再自此二核发出纤维交叉往上追踪三叉丘系至背侧丘脑的腹后内侧核，换第 3 级神经元，继续追踪背侧丘脑发出的纤维（参与组成丘脑皮质束）经内囊后肢投射到中央后回下 1/3 部。

2. 视觉传导通路：结合神经传导通路挂图，在视觉传导通路模型上，首先辨认眼球及其相连的视神经、视交叉、视束和外侧膝状体。然后寻认传导通路中 3 级神经元的胞体所在部位。第 1 级神经元位于视网膜中的双极细胞，第 2 级神经元位于视网膜中的节细胞，其轴突汇集于视神经盘向后行组成视神经，经视神经管入颅腔，形成视交叉后延续为视束（来自两眼视网膜鼻侧半的纤维交叉到对侧，来自视网膜颞侧半的纤维不交叉走向同侧，与对侧交叉过来的纤维组成视束），视束纤维绕过大脑脚，多数纤维止于外侧膝状体，换第 3 级神经元。由此核发出纤维组成视辐射，经内囊后肢投射至端脑距状沟上下的皮质（视觉中枢）。根据视觉传导通路和物体成像的原理，重点理解视网膜、视神经、视交叉、视束及其以上部位损伤后的表现。

3. 瞳孔对光反射通路：在视觉传导通路的基础上，辨认中脑顶盖前区（对光反射中枢）、动眼神经副核和睫状神经节。查看光线照射后自视网膜经视神经、视交叉达视束，观察视束的部分纤维经上丘臂至顶盖前区，与顶盖前区的细胞形成突触。查看顶盖前区发出的纤维与两侧动眼神经副核相联系，由动眼神经副核再发出纤维经动眼神经进入眶内的睫状神经节，睫状神经节发出的节后纤维支配瞳孔括约肌和睫状肌。用手电筒近距离照射其他同学的一只眼睛，观察和比较光照侧瞳孔及未照侧瞳孔的变化，理解对光反射、直接对光反射和间接对光反射的概念、意义，并分析视神经和动眼神经损伤后瞳孔对光反射的改变。

4. 听觉传导通路：结合神经传导通路挂图，在听觉传导通路模型上，先寻认蜗神经节、蜗螺旋神经核、下丘和内侧膝状体。再观察第 1 级神经元蜗神经节的双极细胞，其周围突分布在内耳的螺旋器上，其中枢突组成蜗神经经脑桥延髓沟止于蜗神经前、后核，换第 2 级神经元；第 2 级神经元发出纤维大部分至对侧组成外侧丘系；外侧丘系上升的大部分纤维止于第 3 级神经元下丘，由下丘发出纤维到达第 4 级神经元内侧膝状体，少量纤维不经过下丘直接上升至内侧膝状体；自内侧膝状体发出纤维组成听辐射，经内囊后肢投射至大脑皮质的颞横回（听觉中枢）。理解传导通路不同部位损伤后引起神经性耳聋的区别。

5. 在运动传导通路模型上，观察用红颜色显示的神经核和纤维束。查看位于中央前回、中央旁小叶前部的上运动神经元胞体，其发出轴突组成锥体束，即下行至脊髓的皮质脊髓束和下行至脑干脑神经运动核的皮质核束。

（1）皮质脊髓束：查看中央前回上、中部和中央旁小叶前部的锥体细胞，即上运动神经元的胞体处，其轴突集合成皮质脊髓束，在大脑水平切面上、皮质脊髓束经内囊后肢的前部，下行经中脑、脑桥至延髓，构成锥体。在锥体下端，大部分纤维左右交叉后下降至脊髓外侧索内形成皮质脊髓侧束。皮质脊髓侧束在下降中陆续终止于同侧脊髓各节的前角运动细胞。在锥体下端没有交叉的纤维下行入脊髓前索，形成皮质脊髓前束，逐节经白质前连合交叉至对侧前角运动细胞。前角运动细胞的轴突参与组成前根和脊神经的运动纤维，支配躯干和四肢骨骼肌。理解传导通路不同部位损伤后的临床表现。

（2）皮质核束：查看中央前回下部的锥体细胞（上运动神经元胞体）的轴突集合而成的皮质核束，在大脑水平切面上经内囊膝部，下行至中脑，经大脑脚中下行，有一部分纤维交叉至对侧，有一部分不交叉，注意这些纤维均终止于两侧的动眼神经核、滑车神经核、展神经核、三叉神经运动核、面神经核上部、疑核和副神经核，而面神经核下部和舌下神经核只接受对侧皮质核束支配。理解传导通路不同部位损伤后的临床表现及核上瘫与核下瘫的区别。

三、实验仪器、设备和材料

1. 神经传导通路模型，手电筒。

2. 神经传导通路挂图，多媒体音像资料。

四、实验步骤

1. 示教躯干、四肢本体感觉传导通路，躯干、四肢浅感觉传导通路，头面部浅感觉传导通路三级神经元的位置、纤维交叉的部位。

2. 示教皮质脊髓束和皮质核束通路的行程、纤维交叉部位。

3. 观看神经传导通路录像。

4. 指导学生观察神经传导通路模型。

5. 结合下面病例讨论小结本次课程内容。

附：病例分析题

1. 患儿，女，5岁。突然发热至39.5 ℃，伴腰痛两天。第3日早晨不能下床，左侧下肢不能活动。检查发现：头、颈、双侧上肢和右侧下肢无运动障碍，左下肢完全瘫痪，左腿肌张力降低，膝和跟腱反射消失。3周后左侧大腿能够屈、收，并能伸膝，但其他运动未见恢复。1个月后，左足肌、小腿肌和大腿后群肌松弛，明显萎缩。无其他任何感觉障碍。

2. 患者，男，65岁。突然昏迷数小时，意识恢复后，不能说话，右侧上、下肢不能运动。数日后，舌仍活动不灵活，但可以说话。数周后检查发现：右侧上、下肢痉挛性瘫痪，肱二头肌腱、跟腱和膝跳反射亢进，腹壁反射消失，Babinski 征阳性，无肌萎缩；伸舌时舌尖偏向左侧，左侧舌肌明显萎缩；全身痛觉、温觉正常；身体右侧位置觉、运动觉、振动觉和两点辨别觉完全丧失，但面部正常。

3. 患者，男，46 岁。左侧半身瘫痪，看东西有两个像。检查发现：左侧上、下肢瘫痪，肌张力增高，腱反射亢进，无肌萎缩；左侧腹壁反射和提睾反射消失，Babinski 征阳性；右眼向内斜视，不能外展，左眼运动正常；伸舌时舌尖偏向左侧，舌肌无萎缩；全身感觉正常，未见其他异常。

4. 患者，女，43 岁。数日前突然昏迷，意识不清，现意识已恢复，但不能说话。检查发现：右侧上肢瘫痪，肌张力增高，腱反射亢进，无肌萎缩，Babinski 征阳性；伸舌时舌尖偏向右侧，舌肌无萎缩；发笑时口角偏向左侧；患者可以听懂别人说的话，也能识字，但不能说话和写字；患者平时善用右手，其他未发现异常。

5. 患者，男性，50 岁。半月前突然眩晕、呕吐，随后出现一系列感觉、运动障碍。检查发现：右侧上、下肢瘫痪，肌张力增高，膝跳反射和肱二头肌反射均亢进，Babinski 征阳性；左侧额纹消失，睑裂变宽不能闭合，口角偏向右侧；伸舌时舌尖偏向右侧，舌肌无萎缩；左眼外展运动困难，出现内斜视；左侧面部和右侧面部均有痛觉、温觉障碍；右侧躯干四肢的痛觉、温觉、触压觉、精细触觉和被动运动觉均消失；患者常感觉眩晕、恶心，并伴有眼球震颤。

病例分析题参考答案

1. 定位诊断：脊髓左侧腰 4~ 腰 5、骶 1~ 骶 3 节段前角损伤。

损伤结构及所致临床表现：脊髓前角损伤→坐骨神经及其分支支配的肌群呈弛缓性瘫痪。

2. 定位诊断：延髓左侧半内侧部损伤。

损伤结构及所致临床表现：

（1）皮质脊髓束→右侧上、下肢痉挛性瘫痪。

（2）舌下神经及舌下神经核→左侧舌肌弛缓性瘫痪。

以上两项是交叉性瘫痪。

（3）内侧丘系→身体右侧深感觉及精细触觉障碍。

3. 定位诊断：脑桥下部右侧基底部（相当于展神经核及其神经穿出部位）损伤。

损伤结构及其所致临床表现：

（1）锥体束→左侧上下肢及舌肌痉挛性瘫痪。

（2）展神经→右侧外直肌弛缓性瘫痪。

以上两项是交叉性瘫痪。

4.定位诊断：左侧额叶中央前回下 2/3 及其前面附近的皮质损伤。

损伤结构及所致临床表现：

（1）中央前回下 2/3 皮质→右上肢肌、舌肌及眼裂以下肌痉挛性瘫痪（单瘫）。

（2）额中回后部（书写中枢）→不能写字。

（3）额下回后部（运动性语言中枢）→不能说话。

5.定位诊断：脑桥中部左侧半损伤（相当于第四脑室前庭区部位）损伤。

损伤结构及所致临床表现：

（1）锥体束→右上下肢、舌肌痉挛性瘫痪。

（2）面神经、展神经及面神经核、展神经核→左侧面肌、外直肌弛缓性瘫痪。

以上两项是交叉性瘫痪。

（3）内侧丘系→右侧躯干四肢精细触觉和位置、运动觉障碍。

（4）前庭神经核→眩晕、恶心和眼球震颤。

（5）脊髓小脑前束→左侧上下肢共济失调。

五、实验注意事项

1.本次课程以观察模型为主，结合神经传导通路挂图理解各传导通路的路径。

2.注意与以前学过的内容（脊髓、脑干、间脑、端脑结合脊神经和脑神经等）相联系，形成神经系统一个完整的立体概念。

3.注意区别传导通路与反射通路。

中枢神经系统习题

一、A 型选择题（每题有 A、B、C、D、E 5 个备选答案，请从中选择 1 个最佳答案）

1. 下列关于脊髓的描述，正确的是

    A. 成人下端平第 2 腰椎下缘

    B. 新生儿下端约平第 1 腰椎下缘

    C. 根据脊神经根的附着范围可分为 31 个节段

    D. 颈膨大相当于颈丛发出的节段

    E. 以上都不对

2. 在中枢神经系统内，形态和功能相似的神经元胞体聚集成

    A. 灰质　　　　　　　　　B. 白质　　　　　　　　　C. 神经核

    D. 神经节　　　　　　　　E. 神经

3. 脊髓节段与椎骨的对应关系是

    A. 第 3 腰髓平对第 2 腰椎　　　　　　　B. 第 7 胸髓平对第 7 胸椎

    C. 第 3 颈髓平对第 3 颈椎　　　　　　　D. 骶髓平对第 2 腰椎

    E. 所有腰髓平对第 12 胸椎

4. 下列关于脊髓外形的描述，错误的是

    A. 表面有 6 条纵沟　　　　　　　　　B. 呈前后略扁的圆柱状

    C. 上、下有两处膨大，上为颈膨大，下为腰骶膨大

    D. 末端呈圆锥状，称脊髓圆锥　　　　E. 脊髓圆锥与马尾相连

5. 脊髓侧角的神经元是

    A. 感觉神经元　　　　　　B. 交感神经元　　　　　　C. 联络神经元

    D. 运动神经元　　　　　　E. 副交感神经元

6. 下列关于脊髓灰质的描述，错误的是

    A. 呈"蝶"形或"H"形　　B. 位于中央管周围，被白质包绕

    C. 前部扩大，称前角（柱）　　　　　D. 后部狭长，称后角（柱）

    E. 前、后角间均由侧角相连

7. 脊髓内传导躯干、四肢皮肤精细触觉的纤维束是

    A. 皮质脊髓侧束　　　　　B. 内侧丘系　　　　　　　C. 脊髓丘脑束

D. 薄束和楔束　　　　　　　E. 皮质脊髓前束

8. 传导躯干、四肢随意运动冲动的纤维束是

　　A. 薄束、楔束　　　　　　　B. 脊髓丘脑束　　　　　　C. 红核脊髓束

　　D. 皮质脊髓束　　　　　　　E. 前庭脊髓束

9. 骶副交感神经核存在于

　　A. 第 1 胸髓至第 3 腰髓节段板层Ⅶ的内侧部

　　B. 第 1 骶髓至第 4 骶髓节段板层Ⅶ的内侧部

　　C. 第 1 胸髓至第 3 腰髓节段板层Ⅶ的外侧部

　　D. 第 2 骶髓至第 4 骶髓节段板层Ⅶ的外侧部

　　E. 是副交感节后神经元胞体所在的部位

10. 位于脑干腹侧面的结构是

　　A. 上、下丘　　　　　　　　B. 菱形窝　　　　　　　　C. 基底沟

　　D. 楔束结节　　　　　　　　E. 小脑下脚

11. 不与脑干相连的脑神经是

　　A. 嗅神经　　　　　　　　　B. 三叉神经　　　　　　　C. 动眼神经

　　D. 滑车神经　　　　　　　　E. 副神经

12. 经延髓脑桥沟出入的脑神经是

　　A. 面神经　　　　　　　　　B. 舌下神经　　　　　　　C. 迷走神经

　　D. 舌咽神经　　　　　　　　E. 三叉神经

13. 三叉神经根位于

　　A. 脑桥小脑三角处　　　　　B. 延髓脑桥沟处　　　　　C. 脚间窝处

　　D. 脑桥基底部与小脑中脚交界处　　　　　E. 以上均不对

14. 第四脑室借正中孔和左、右外侧孔与下列哪种结构相通

　　A. 脊髓中央管　　　　　　　B. 第三脑室　　　　　　　C. 硬膜下隙

　　D. 蛛网膜下隙　　　　　　　E. 硬膜外隙

15. 下列不属于一般内脏运动核的核团是

　　A. 舌下神经核　　　　　　　B. 动眼神经副核　　　　　C. 上泌涎核

　　D. 下泌涎核　　　　　　　　E. 迷走神经背核

16. 颅内压增高易形成枕骨大孔疝的结构是

　　A. 小脑蚓　　　　　　　　　B. 小脑半球　　　　　　　C. 小脑扁桃体

　　D. 海马旁回　　　　　　　　E. 绒球

17. 下列不属于间脑的结构是

    A. 上丘脑　　　　　　　B. 底丘脑　　　　　　　C. 背侧丘脑

    D. 后丘脑和下丘脑　　　E. 上丘、下丘

18. 下列关于间脑的描述，错误的是

    A. 可分为背侧丘脑、上丘脑、下丘脑、后丘脑和底丘脑五部分

    B. 背侧丘脑被"Y"形的内髓板分隔成 3 个核群

    C. 全部被大球半球所掩盖

    D. 外侧膝状体是视觉传导通路的最后中继核

    E. 丘脑腹后内侧核接受三叉丘系的纤维

19. 背侧丘脑腹后外侧核接受哪种纤维的传入

    A. 脊髓丘系　　　　　　B. 三叉丘系　　　　　　C. 外侧丘系

    D. 味觉　　　　　　　　E. 嗅觉

20. 丘脑腹后内侧核接受

    A. 内侧丘系和脊髓丘系纤维

    B. 三叉丘系和脊髓丘系纤维

    C. 内侧丘系和外侧丘系纤维

    D. 外侧丘系和脊髓丘系纤维　　　　　　　　　E. 三叉丘系纤维

21. 大脑中央沟

    A. 分隔额叶和颞叶　　　B. 分隔额叶和顶叶　　　C. 分隔颞叶和顶叶

    D. 分隔颞叶和枕叶　　　E. 以上均不是

22. 组成新纹状体的是

    A. 尾状核和豆状核　　　B. 尾状核和豆状核的壳部　C. 豆状核和苍白球

    D. 尾状核和背侧丘脑　　E. 豆状核的壳和背侧丘脑

23. 内囊位于

    A. 豆状核与屏状核之间　　B. 豆状核、杏仁体和背侧丘脑之间

    C. 豆状核与丘脑之间　　　D. 豆状核与尾状核之间

    E. 尾状核、背侧丘脑与豆状核之间

24. 下列何种结构受损害，可致对侧偏身感觉丧失

    A. 三叉丘系　　　　　　B. 内囊后肢　　　　　　C. 内侧丘系

    D. 外侧丘系　　　　　　E. 脊髓丘系

25. 下列关于第一躯体运动区的描述，错误的是

    A. 位于中央前回和中央旁小叶前部

B. 下肢的投影区是中央前回最上部和中央旁小叶前部

C. 头部在该部的投影是中央前回的下部，但头部是正的

D. 发出纤维构成锥体束，支配对侧半的骨骼肌做随意运动（部分肌接受两侧锥体束控制）

E. 一侧运动区受损，躯干对侧半，对侧上、下肢体的骨骼肌瘫痪

26. 通过内囊膝部下行的纤维束是

    A. 皮质脊髓束   B. 皮质核（脑干）束   C. 皮质红核束

    D. 顶枕颞桥束   E. 视辐射

27. 下列关于语言中枢的描述，错误的是

    A. 听觉性语言中枢位于颞上回后部

    B. 书写中枢受损，对侧手运动障碍

    C. 视觉语言中枢受损，患者表现为失读症

    D. 运动性语言中枢位于额下回的后部

    E. 书写中枢位于额中回的后部

28. 下列关于躯干、四肢本体感觉传导通路的描述，错误的是

    A. 第 1 级神经元胞体位于脊神经节

    B. 第 2 级神经元胞体位于脊髓后角

    C. 第 3 级神经元胞体在丘脑腹后外侧核

    D. 来自第 5 胸节以下的纤维形成薄束

    E. 第 2 级神经元的纤维在延髓左右交叉后形成内侧丘系

29. 传导躯干和四肢的本体感觉传导通路，第 2 级神经元发出的轴突交叉部位在

    A. 脊髓   B. 延髓   C. 中脑

    D. 脑桥   E. 丘脑

30. 躯干、四肢的深、浅感觉传导通路与头面部浅感觉传导通路的相同之处是

    A. 第 1 级神经元位置相同   B. 第 2 级神经元发出的纤维部分交叉

    C. 交叉部位一致   D. 都经过中脑脚底

    E. 最后一级神经元均位于丘脑腹后核

31. 下列关于头面部痛、温觉传导通路的描述，正确的是

    A. 第 1 级神经元于脊髓后角

    B. 没有交叉

    C. 第 2 级神经元于三叉神经节

    D. 第 3 级神经元于丘脑腹后外侧核

E. 最后一级神经元于丘脑腹后内侧核

32. 患者双眼对光反射消失，其受损部位在

　　A. 两侧视区　　　　　　　B. 两侧视辐射　　　　　　C. 顶盖前区

　　D. 两侧外侧膝状体　　　　E. 以上均不对

33. 一侧视束损伤，表现为

　　A. 患侧眼全盲　　　　　　B. 双眼颞侧视野偏盲　　　　C. 双眼同侧视野偏盲

　　D. 双眼对侧视野同向偏盲　E. 患侧眼全盲

34. 下列关于锥体系的描述，错误的是

　　A. 支配骨骼肌的随意运动

　　B. 一侧皮质核束（内囊膝部）损伤，可导致对侧面肌的全部瘫痪

　　C. 躯干肌受双侧皮质脊髓束的支配

　　D. 一侧皮质脊髓束在锥体交叉以上受损，主要为对侧肢体瘫痪

　　E. 眼球肌全部受双侧皮质核束支配

35. 下列关于锥体系的描述，正确的是

　　A. 起始于中央后回及中央旁小叶

　　B. 分为皮质脊髓束和皮质核束

　　C. 皮质核束支配双侧脑神经运动核

　　D. 受损后反射消失，但肌肉不萎缩

　　E. 下行纤维都在延髓下端交叉

36. 硬膜外麻醉将药物注入

　　A. 中央管内　　　　　　　B. 硬膜外隙　　　　　　　C. 小脑延髓池

　　D. 蛛网膜下隙　　　　　　E. 硬脑膜静脉窦

37. 下列不是硬脑膜形成的结构是

　　A. 大脑镰　　　　　　　　B. 小脑幕　　　　　　　　C. 海绵窦

　　D. 筛窦　　　　　　　　　E. 上矢状窦

二、X 型选择题（每题有 A、B、C、D、E 5 个备选答案，请从中选择 2 个或 2 个以上正确答案，多选、少选、错选均不得分）

1. 脊髓全长粗细不等，其膨大有

　　A. 脊髓圆锥　　　　　　　B. 终室　　　　　　　　　C. 颈膨大

　　D. 胸膨大　　　　　　　　E. 腰骶膨大

2. 下列关于菱形窝的描述，正确的是

　　A. 髓纹为延髓与脑桥在背面的分界线　　　　B. 是第四脑室底

C. 是由延髓中央管向背侧面移行扩大而形成　　D. 界沟外侧为前庭区

E. 舌下神经三角位于髓纹的下方

3. 延髓脑桥沟内有

A. 三叉神经根　　　　　B. 展神经根　　　　　C. 面神经根

D. 前庭蜗神经根　　　　E. 舌咽神经根

4. 下列关于脊髓灰质的描述，正确的是

A. 位于中央管周围　　　B. 由神经元的胞体和树突组成

C. 前、后、侧角纵贯脊髓全长

D. 侧角中存在交感神经元的胞体

E. 第 2~4 骶节侧角中，含骶副交感核

5. 脑干内与锥体外系有关的结构是

A. 前庭神经核　　　　　B. 红核　　　　　　　C. 脑桥核

D. 黑质　　　　　　　　E. 三叉神经中脑核

6. 背侧丘脑腹后外侧核接收

A. 内侧丘系　　　　　　B. 外侧丘系　　　　　C. 脊髓丘系

D. 三叉丘系　　　　　　E. 味觉纤维

7. 连于延髓的脑神经有

A. 舌咽神经　　　　　　B. 迷走神经　　　　　C. 副神经

D. 视神经　　　　　　　E. 三叉神经

8. 下丘脑的结构有

A. 松果体　　　　　　　B. 视交叉　　　　　　C. 垂体

D. 外侧膝状体　　　　　E. 灰结节

9. 下列关于纹状体的描述，正确的是

A. 由豆状核和尾状核共同组成　　　　　　　B. 豆状核分为壳和苍白球

C. 尾状核有头、体和尾　　D. 尾状核和苍白球是新纹状体

E. 苍白球为旧纹状体

10. 位于脊髓外侧索内的传导束是

A. 薄束　　　　　　　　B. 皮质脊髓侧束　　　C. 脊髓丘脑侧束

D. 楔束　　　　　　　　E. 红核脊髓束

11. 基底核包括

A. 齿状核　　　　　　　B. 尾状核　　　　　　C. 豆状核

D. 红核　　　　　　　　E. 杏仁体

12. 通过内囊后肢的纤维有

    A. 听辐射　　　　　　　　　B. 丘脑中央辐射　　　　　　C. 皮质核束

    D. 视辐射　　　　　　　　　E. 皮质脊髓束

13. 右侧内囊出血可引起

    A. 口角偏向左侧　　　　　　B. 左侧上、下肢痉挛性瘫痪　　C. 左侧半身感觉障碍

    D. 双眼左侧视野偏盲　　　　E. 左耳听觉障碍

14. 下运动神经元损伤是指

    A. 皮质脊髓侧束受损　　　　B. 脊神经前根受损　　　　　C. 脊髓前角受损

    D. 舌下神经核受损　　　　　E. 皮质核束受损

15. 下列关于锥体的描述，正确的是

    A. 位于延髓前正中裂两侧的隆起　　　　　　　　　B. 内有锥体束通过

    C. 下端有锥体交叉

    D. 其外侧为延髓前外侧沟，有舌咽神经、迷走神经、副神经出脑

    E. 后方隆起称橄榄，深部有下橄榄核

16. 构成大脑动脉环的结构包括

    A. 大脑中动脉　　　　　　　B. 基底动脉　　　　　　　　C. 大脑前动脉

    D. 前交通动脉　　　　　　　E. 大脑后动脉

17. 穿过海绵窦内的结构是

    A. 颈内动脉　　　　　　　　B. 颈内静脉　　　　　　　　C. 动眼神经

    D. 展神经　　　　　　　　　E. 视神经

18. 下列关于小脑扁桃体的描述，正确的是

    A. 位于小脑半球下面，外形上较膨出　　　　　　　B. 位置靠近枕骨大孔

    C. 颅内压增高时，可因其嵌入枕骨大孔而形成小脑扁桃体疝

    D. 小脑扁桃体疝形成时，因延髓受压迫而危及生命

    E. 进化上属于新小脑

19. 阻滞脊神经传导，可将麻醉药注入

    A. 硬膜下隙　　　　　　　　B. 硬膜外隙　　　　　　　　C. 蛛网膜下隙

    D. 软膜下　　　　　　　　　E. 骶管裂孔

三、选择题

1. 脊髓的白质借表面的纵沟分为 3 个索，即_____、_____和_____。

2. 脑干自下而上依次分为_____、_____、_____。

3. 间脑可分为_____、_____、_____、_____、_____。

4. 间脑的室腔称为_____，呈_____位，经_____与侧脑室相通经_____与第四脑室相通。

5. 基底核包括_____、_____、_____和_____；其中纹状体是指_____和_____；新纹状体包括_____和_____；_____为旧纹状体。

四、名词解释

1. 白质

2. 灰质

3. 髓质

4. 纤维束

5. 神经核

6. 神经节

7. 神经

8. 基底核

9. 边缘叶

10. 内囊

11. 硬膜外隙

12. 蛛网膜下隙

13. 大脑动脉环

四、问答题

1. 试述脊髓的位置和外形。

2. 脊髓灰质包括哪几部分？有什么功能？

3. 试述躯干、四肢本体感觉传导通路的行程。

4. 左手示指采血时，其痛觉是怎样传到中枢的？

5. 试述内囊的位置、分部及各部的主要传导束。

6. 脑干内有哪些脑神经核？它们各属于何种性质？

7. 试述皮质脊髓束的特点。

中枢神经系统习题参考答案

一、A型选择题

1. C 2. C 3. C 4. D 5. B 6. E 7. D 8. D 9. D 10. C

11. A 12. A 13. D 14. D 15. A 16. C 17. E 18. C 19. A 20. E

21. B 22. B 23. E 24. B 25. E 26. B 27. B 28. B 29. D 30. C

31. E　32. C　33. D　34. B　35. B　36. B　37. D

二、X 型选择题

1. CE　2. ABCD　3. BCD　4. AD　5. ABCD

6. AC　7. ABC　8. BE　9. ABCE　10. BCE

11. BCE　12. ABDE　13. BCD　14. BCD　15. ABCE

16. BCD　17. ACD　18. ABCDE　19. BCE

三、填空题

1. 前索　外侧索　后索

2. 延髓　脑桥　中脑

3. 背侧丘脑　上丘脑　下丘脑　后丘脑　底丘脑

4. 第三脑室　矢状　左、右室间孔　中脑水管

5. 尾状核　豆状核　杏仁体　屏状核　豆状核　尾状核　尾状核　壳　苍白球

四、名词解释

1. 白质：在中枢神经系统内，神经纤维聚集之处因髓鞘含类脂质而色泽白亮，称白质。

2. 灰质：在中枢神经系统内，主要由神经元的胞体和树突聚集而成，称灰质。因富含血液在新鲜标本中色泽灰暗，如脊髓灰质。

3. 髓质：位于大脑和小脑表层的白质称髓质。

4. 纤维束：在白质中，凡起止、行程和功能基本相同的神经纤维集合在一起，称纤维束。

5. 神经核：在中枢神经系统内，除皮质以外，由形态和功能相似的神经元胞体聚集而成，称神经核。

6. 神经节：在周围部，由形态和功能相似的神经元胞体聚集而成，称神经节。

7. 神经：神经纤维在周围部集聚在一起，称神经。

8. 基底核：为包埋于大脑髓质内的灰质团块。由尾状核、豆状核、屏状核和杏仁体构成。

9. 边缘叶：位于胼胝体周围和侧脑室下角底壁的一圈弧形结构，包括隔区（胼胝体下回和终板旁回）、扣带回、海马旁回、海马和齿状回，再加上岛叶前部、颞极共同构成。

10. 内囊：位于尾状核、背侧丘脑和豆状核之间，是投射纤维高度集中的区域。内囊损伤可导致对侧偏身感觉丧失，对侧偏瘫和双眼对侧视野偏盲。

11. 硬膜外隙：硬脊膜与椎管内面的骨膜及黄韧带之间的腔隙，隙内略呈负压，内

含疏松结缔组织、静脉丛、淋巴管和脊神经根等。

12. 蛛网膜下隙：蛛网膜与软脊膜之间的间隙，隙内充满脑脊液。

13. 大脑动脉环：又称 Willis 环，由前交通动脉、两侧大脑前动脉起始段、两侧颈内动脉末端、两侧后交通动脉和两侧大脑后动脉起始段共同组成，位于脑底下方、蝶鞍上方、视交叉、灰结节及乳头体周围。此环可以调整大脑的血流供给和代偿，维持脑的营养供应和功能活动。

五、问答题

1. 试述脊髓的位置和外形。

脊髓位于椎管内，上端于枕骨大孔处与延髓相连，下端平第 1 腰椎下缘。外形呈圆柱状，前后稍扁，全长有 2 个膨大、6 条纵沟。

2 个膨大：即颈膨大和腰骶膨大。颈膨大连有上肢的神经，腰骶膨大连有下肢的神经。

6 条纵沟：分别是前正中裂、后正中沟、前外侧沟和后外侧沟。前外侧沟连有脊神经前根，后外侧沟连有脊神经后根。

脊髓末端变细呈圆锥形，称脊髓圆锥。

在脊髓圆锥以下，腰、骶和尾神经根斜行向下，围绕终丝形成马尾。

2. 脊髓灰质包括哪几部分？有什么功能？

脊髓灰质可分为前角、后角和侧角。前角又称前柱，主要由躯体运动神经元组成；后角也称后柱，主要由接受后根感觉传入纤维的中间神经元组成；侧角，又称侧柱，仅见于第 1 腰髓至第 3 腰髓节段，内含交感神经元的胞体。在第 2 腰髓至第 4 腰髓节段虽无侧角，但含有副交感神经元的胞体，称骶副交感核。

3. 试述躯干、四肢本体感觉传导通路的行程。

躯干、四肢本体感觉传导通路由三级神经元组成。

第 1 级神经元为脊神经节细胞，周围突分布于肌、肌腱、关节等处的本体觉感受器和皮肤的精细触觉感受器，中枢突经脊神经后根进入脊髓后索，形成薄束和楔束。

第 2 级神经元的胞体在延髓的薄、楔束核内。由此二核发出的纤维在中线交叉后形成内侧丘系。

第 3 级神经元在丘脑腹后外侧核，由此发出的纤维经内囊后肢，投射到中央后回的中、上部和中央旁小叶后部，部分纤维投射至中央前回。

4. 左手示指采血时，其痛觉是怎样传到中枢的？

左手示指采血的痛觉传导的第 1 级神经元胞体在第 6 颈髓至第 1 胸髓的脊神

经节内，其周围突通过脊神经后根、脊神经前支、臂丛、左正中神经分布至左手示指掌侧皮肤，其中枢突经脊神经后根入脊髓止于第 2 级神经元（板层Ⅰ、Ⅳ～Ⅶ）。第 2 级神经元发出纤维在白质前连合交叉至右侧侧索，加入脊髓丘脑侧束上升至第 3 级神经元（丘脑腹后外侧核），由此发出纤维称丘脑中央辐射，经内囊后肢投射至中央后回中、上部。

5. 试述内囊的位置、分部及各部的主要传导束。

内囊由宽厚的白质纤维板构成，位于尾状核、背侧丘脑与豆状核之间。在水平切面上，内囊呈向外开放的"V"形，可分为三部分。①内囊前肢：位于豆状核与尾状核之间，内含额桥束和丘脑前辐射；②内囊后肢：位于豆状核与背侧丘脑之间，有皮质脊髓束、皮质红核束、丘脑中央辐射、顶枕颞桥束、视辐射和听辐射等通过；③内囊膝：位于前、后肢汇合处，有皮质核束通过。

6. 脑干内有哪些脑神经核？它们各属于何种性质？

躯体运动核有动眼神经核、滑车神经核、展神经核和舌下神经核，特殊内脏运动核有三叉神经运动核、面神经核、疑核和副神经核；一般内脏运动核有动眼神经副核、上泌涎核、下泌涎核、迷走神经背核，内脏感觉核有孤束核；一般躯体感觉核有三叉神经中脑核、三叉神经脊束核、三叉神经脑桥核，特殊躯体感觉核有前庭神经核、蜗神经核。

7. 试述皮质脊髓束的特点。

皮质脊髓束由中央前回上 2/3 和中央旁小叶前部的锥体细胞轴突集合而成。该束经内囊后肢下行至延髓锥体，形成锥体交叉。

皮质脊髓束大部分纤维（约 80%）交叉到对侧脊髓侧索下行，称皮质脊髓侧束。该束沿途发出侧支，逐节终止于前角运动神经元、支配躯干和四肢骨骼肌。

皮质脊髓束尚有小部分未交叉的纤维，沿同侧脊髓前索下行，称皮质脊髓前束。该束仅达上胸节，下行中逐节交叉到对侧，终止于前角运动神经元，有极小部分纤维始终不交叉，终止于同侧前角运动核。因此，躯干肌受双侧皮质脊髓束支配。

周围神经系统习题

一、A 型选择题（每题有 A、B、C、D、E 5 个备选答案，请从中选择 1 个最佳答案）

1. 肱骨外科颈骨折最易损伤的神经是

    A. 肌皮神经   B. 正中神经   C. 尺神经

    D. 桡神经   E. 腋神经

2. 垂腕是哪种神经损伤的表现

    A. 桡神经   B. 尺神经   C. 腋神经

    D. 正中神经   E. 肌皮神经

3. 患者右手不能用伸直的示指和中指夹住一张卡片，出现该种症状，受损伤的神经是

    A. 桡神经浅支   B. 正中神经返支   C. 尺神经浅支

    D. 尺神经深支   E. 桡神经深支

4. 哪条神经损伤出现"猿手"或"手枪手"

    A. 肌皮神经   B. 桡神经   C. 尺神经

    D. 正中神经   E. 腋神经

5. 坐骨神经损伤，导致同侧

    A. 整个下肢感觉障碍   B. 整个下肢运动障碍   C. 整个小腿运动障碍

    D. 整个小腿感觉障碍   E. 踝关节主动运动障碍

6. 胸长神经分布于

    A. 胸大肌   B. 胸小肌   C. 斜方肌

    D. 背阔肌   E. 前锯肌

7. 马蹄足下垂和内翻畸形的患者，可能是损伤了

    A. 胫神经   B. 股神经   C. 腓总神经

    D. 腓深神经   E. 腓浅神经

8. 动眼神经的副交感神经纤维支配

    A. 上斜肌   B. 瞳孔开大肌   C. 外直肌

    D. 泪腺   E. 瞳孔括约肌

9. 眼外斜视是因为损伤了

    A. 眼神经   B. 动眼神经   C. 面神经

D. 展神经　　　　　　　　　E. 滑车神经

10. 支配咀嚼肌的神经是

　　A. 眼神经　　　　　　　　B. 下颌神经　　　　　　　C. 上颌神经

　　D. 面神经　　　　　　　　E. 副神经

11. 头、面部皮肤的感觉神经是

　　A. 面神经　　　　　　　　B. 视神经　　　　　　　　C. 三叉神经

　　D. 动眼神经　　　　　　　E. 嗅神经

12. 舌咽神经管理

　　A. 舌后 1/3 味觉　　　　　B. 舌前 2/3 味觉　　　　　C. 舌前 2/3 黏膜一般感觉

　　D. 舌后 1/3 黏膜一般感觉　E. 面部皮肤感觉

13. 管理腮腺的副交感纤维来自

　　A. 翼腭神经节　　　　　　B. 睫状神经节　　　　　　C. 耳神经节

　　D. 下颌神经节　　　　　　E. 三叉神经节

14. 不含副交感纤维的脑神经

　　A. 动眼神经　　　　　　　B. 面神经　　　　　　　　C. 舌咽神经

　　D. 迷走神经　　　　　　　E. 舌下神经

15. 下列关于内脏运动神经的描述，错误的是

　　A. 不直接受意志控制　　　B. 包括交感和副交感神经

　　C. 支配心肌、平滑肌和腺体

　　D. 从中枢发出纤维直达支配器官

　　E. 副交感神经不如交感神经分布广泛

16. 桡神经支配

　　A. 股二头肌　　　　　　　B. 肱三头肌　　　　　　　C. 表情肌

　　D. 股四头肌　　　　　　　E. 小腿三头肌

17. 上颌神经通过的孔是

　　A. 破裂孔　　　　　　　　B. 棘孔　　　　　　　　　C. 卵圆孔

　　D. 圆孔　　　　　　　　　E. 茎乳孔

18. 患者角膜反射消失，可能损伤了

　　A. 视神经或三叉神经　　　B. 视神经或动眼神经　　　C. 动眼神经或面神经

　　D. 面神经或三叉神经　　　E. 动眼神经或三叉神经

19. 下列关于腓总神经的描述，错误的是

　　A. 在腘窝上角发自坐骨神经　　　　　　　　　　　　B. 分为腓浅神经和腓深神经

C.腓深神经支配小腿外侧群肌　　　　　　　　D.支配小腿前、外侧群肌

　　E.损伤后表现"马蹄形内翻足"

20.下列关于胸神经前支的描述，正确的是

　　A.12 对胸神经前支均位于相应的肋间隙中

　　B.肌支支配所有胸肌和腹肌

　　C.皮支只分布于胸壁的皮肤

　　D.胸 6 神经分布于肋弓平面的腹壁皮肤

　　E.第 12 对胸神经又称肋下神经

21.动眼神经不支配

　　A.内直肌　　　　　　　B.上斜肌　　　　　　　C.下斜肌

　　D.提上睑肌　　　　　　E.上直肌

22.滑车神经支配

　　A.上直肌　　　　　　　B.提上睑肌　　　　　　C.上斜肌

　　D.下斜肌　　　　　　　E.内直肌

23.不穿过海绵窦的神经是

　　A.视神经　　　　　　　B.动眼神经　　　　　　C.滑车神经

　　D.展神经　　　　　　　E.眼神经

24.穿过眶上裂的神经是

　　A.视神经　　　　　　　B.眼动脉　　　　　　　C.滑车神经

　　D.上颌神经　　　　　　E.下颌神经

25.舌的神经支配

　　A.舌肌由舌神经支配　　　B.舌前 2/3 感觉由面神经管理

　　C.舌前 2/3 的味觉由上颌神经管理

　　D.舌后 1/3 黏膜感觉由迷走神经管理

　　E.舌后 1/3 的味觉由舌咽神经管理

26.一侧舌下神经损伤时表现为

　　A.不能伸舌　　　　　　B.舌尖向上卷　　　　　C.伸舌时舌尖居中

　　D.伸舌时舌尖偏向健侧　　E.伸舌时舌尖偏向患侧

27.不含有副交感纤维成分的脑神经是

　　A.动眼神经　　　　　　B.展神经　　　　　　　C.面神经

　　D.舌咽神经　　　　　　E.迷走神经

28. 下列关于内脏神经的描述，错误的是
    A. 主要分布于内脏、心血管和腺体
    B. 中枢在脑和脊髓内
    C. 含有感觉和运动两种纤维
    D. 内脏感觉定位准确
    E. 内脏运动神经分为交感神经和副交感神经

29. 交感神经
    A. 低级中枢位于第 1 胸髓至第 3 腰髓节段的中间外侧核
    B. 节前纤维经灰质交通支终于椎旁节
    C. 节后纤维仅分布于躯干、四肢的血管、汗腺和竖毛肌
    D. 不支配肾上腺
    E. 以上均不是

30. 交感神经的低级中枢位于
    A. 第 1 胸髓至第 12 胸髓
    B. 第 1 胸髓或第 8 颈髓至第 2 腰髓或第 3 腰髓
    C. 第 2 骶髓至第 4 骶髓
    D. 第 1 胸髓至第 4 腰髓
    E. 第 1 胸髓至第 3 骶髓

31. 下列不属于副交感神经节的是
    A. 下颌下神经节
    B. 耳神经节
    C. 翼腭神经节
    D. 三叉神经节
    E. 睫状神经节

32. 胸长神经支配
    A. 背阔肌
    B. 前锯肌
    C. 胸大肌
    D. 大圆肌
    E. 肩胛下肌

33. 支配臂肌前群的神经是
    A. 尺神经
    B. 正中神经
    C. 桡神经
    D. 腋神经
    E. 肌皮神经

34. 支配指深屈肌的神经是
    A. 尺神经
    B. 桡神经
    C. 正中神经和桡神经
    D. 正中神经和尺神经
    E. 正中神经

二、X 型选择题（每题有 A、B、C、D、E 5 个备选答案，请从中选择 2 个或 2 个以上正确答案，多选、少选、错选均不得分）

1. 下列关于脊神经的描述，正确的是
   A. 借前根和后根与脊髓相连
   B. 前支借灰、白交通支与交感神经节相连
   C. 后支较细，前支粗大，均为混合性神经

D. 前支可组成颈丛、臂丛、腰丛和骶丛

E. 共有 30 对脊神经

2. 下列关于交感神经节后纤维的描述，正确的是

　　A. 经灰交通支返回脊神经

　　B. 在动脉外膜处形成神经丛，并随之分布到所支配的器官

　　C. 直接分布到所支配的脏器

　　D. 经腰、盆内脏神经分布到盆腔脏器

　　E. 经内脏大、小神经分布到腹腔脏器

3. 腋神经损伤后，不影响

　　A. 斜方肌　　　　　　　B. 三角肌　　　　　　　C. 肱二头肌

　　D. 肱三头肌　　　　　　E. 胸锁乳突肌

4. 参与组成腰丛的神经是

　　A. 腰 1~5 前支　　　　　B. 腰 1~3 前支　　　　　C. 腰 4 前支一部分

　　D. 腰 4~5 前支　　　　　E. 胸 12 前支一部分

5. 骶丛的分支是

　　A. 坐骨神经　　　　　　B. 股神经　　　　　　　C. 阴部神经

　　D. 闭孔神经　　　　　　E. 臀上神经

6. 下列属于感觉性脑神经的是

　　A. 嗅神经　　　　　　　B. 视神经　　　　　　　C. 动眼神经

　　D. 滑车神经　　　　　　E. 前庭蜗神经

7. 三叉神经一侧受损伤

　　A. 张口时下颌偏向健侧　B. 张口时下颌偏向患侧　C. 患侧咀嚼肌瘫痪并萎缩

　　D. 伤侧半面部皮肤及舌前 2/3 的一切感觉消失　E. 患侧角膜反射消失

8. 与视觉传导有关的结构是

　　A. 视辐射　　　　　　　B. 视交叉　　　　　　　C. 内侧膝状体

　　D. 视束　　　　　　　　E. 外侧膝状体

三、填空题

1. 脊神经共_____对，包括_____对颈神经、_____对胸神经、_____对腰神经、_____对骶神经、_____对尾神经。

2. 三叉神经为混合性神经，含有_____纤维和_____纤维，发出这些纤维的胞体分别称_____和_____。三叉神经 3 个大分支的名称为_____、_____和_____，它们分别为_____性、_____性和_____性神经，依次经_____、_____和_____出入颅。

3. 腮腺手术时，若损伤了面神经的主干，患者会出现口角偏向_____侧，鼻唇沟_____侧变浅。

4. 舌咽神经经_____出颅，在该处神经干上有 2 个感觉性神经节，上方的一个称_____，性质为_____，下方的一个称_____，性质为_____。

四、名词解释

1. 白交通支

2. 交感干

3. 牵涉性痛

五、问答题

1. 试述臂丛的组成和位置及主要分支。

2. 正中神经的行程、分支分布如何？

3. 桡神经的行程、分支分布如何？

4. 简述尺神经损伤出现"爪形手"的形态学基础。

5. 简述坐骨神经的起始、行程、分支分布及损伤后的表现。

6. 严重中耳炎患者为什么易损伤面神经，损伤后会出现何种表现？

7. 三叉神经出入颅的部位及分支分布如何？

8. 交感神经和副交感神经有何区别？

周围神经系统习题参考答案

一、A 型选择题

1. E　2. A　3. D　4. D　5. E　6. E　7. C　8. E　9. B　10. B

11. C　12. A　13. C　14. E　15. D　16. B　17. D　18. D　19. C　20. E

21. B　22. C　23. A　24. C　25. E　26. E　27. B　28. D　29. A　30. B

31. D　32. B　33. E　34. D

二、X 型选择题

1. ACD　2. ABC　3. ACDE　4. BCE　5. ACE

6. ABE　7. BCE　8. ABDE

三、填空题

1. 31，8，12，5，5，1

2. 一般躯体感觉　特殊内脏运动　三叉神经节　三叉神经运动核　眼神经　上颌神经　下颌神经　感觉　感觉　混合　眶上裂　圆孔　卵圆孔

3. 健　同

4. 颈静脉孔　上神经节　躯体感觉　下神经节　内脏感觉

四、名词解释

1. 白交通支：由脊髓侧角细胞发出的具有髓鞘的节前纤维，只存在于胸 1 至腰 3 脊神经与相应的交感干神经节之间。

2. 交感干：位于脊柱两侧，由交感干神经节和节间支组成，呈串珠状。

3. 牵涉性痛：当某些内脏发生病变时，常在体表的一定区域产生痛觉过敏或疼痛，这些现象称牵涉性痛。

五、问答题

1. 试述臂丛的组成和位置及主要分支。

臂丛由颈 5~8 前支和胸 1 前支大部分组成。

臂丛自斜角肌间隙穿出后，行于锁骨下动脉的后上方，经锁骨后方进入腋窝。臂丛在行程中经几次组合、分离、再组合，最后形成三束围绕腋动脉。由三束再分出至上肢的神经。主要有肌皮神经、正中神经、尺神经、桡神经和腋神经等。

2. 正中神经的行程、分支分布如何？

正中神经伴肱动脉下行至肘窝，向下经前臂前群肌浅、深两层之间，经腕管进入手掌。正中神经在前臂发出肌支，支配除肱桡肌、尺侧腕屈肌和指深屈肌尺侧半以外的所有前臂前群肌。在手掌发出分支支配鱼际肌（拇收肌除外）和第 1、2 蚓状肌。皮支分布于手掌桡侧 2/3 的皮肤、桡侧三个半指的掌面皮肤及中、远节指背的皮肤。

3. 桡神经的行程、分支分布如何？

桡神经出腋窝后紧贴肱骨背面的桡神经沟行向外下，达肱骨外上髁前上方分支至前臂背侧和手背。桡神经支配整个上肢背侧伸肌和皮肤。在手背分布于手背桡侧半及桡侧两个半指背面的皮肤。

4. 简述尺神经损伤出现"爪形手"的形态学基础。

尺神经支配第 3、4 蚓状肌，蚓状肌的作用是屈掌指关节，伸指间关节。当尺神经损伤后，第 4、5 指的掌指关节过伸，指间关节过屈，形成"爪形手"。

5. 简述坐骨神经的起始、行程、分支分布及损伤后的表现。

坐骨神经起自骶丛，经梨状肌下孔出盆腔，在坐骨结节与大转子之间下行，在腘窝上方分为胫神经和腓总神经，在股后区支配股二头肌、半腱肌和半膜肌。

胫神经分布于小腿后群肌和足底肌，小腿后面和足底皮肤。损伤后，小腿后群肌无力，足不能跖屈，内翻力弱，足呈背屈外翻位，出现"钩状足"畸形。

腓总神经分为腓浅神经和腓深神经，分布于小腿前群和外侧群、足背肌和小腿外侧、足背、趾背的皮肤。损伤后足不能背屈，趾不能伸，足下垂且内翻，呈"马蹄内翻足"畸形。

6. 严重中耳炎患者为什么易损伤面神经，损伤后会出现何种表现？

　　面神经出脑后进入内耳门，穿过内耳道底进入面神经管，此面神经管位于鼓室内侧壁后方，形成面神经管凸，此管壁骨质甚薄，甚至缺如。中耳炎时伤及其内通行的面神经损伤后，伤侧表情肌瘫痪，如笑时口角偏向健侧，不能鼓腮，口角流涎，额纹消失，鼻唇沟变浅或变平坦，闭眼困难，角膜反射消失，听觉过敏，舌前 2/3 味觉障碍，泪腺和唾液腺分泌障碍等症状。

7. 三叉神经出入颅的部位及分支分布如何？

　　三叉神经含两种纤维成分：①躯体感觉纤维，主要分布于头面部，大部分口、鼻腔黏膜及眶区结构。②躯体运动纤维，随下颌神经分布至咀嚼肌。躯体感觉纤维的胞体位于三叉神经节（半月节）内。其周围突形成三叉神经的三大分支。

　　眼神经经眶上裂入眶，分布于眼球、结膜、泪腺、部分鼻腔黏膜以及眼裂以上面部、头皮前部和鼻背部的皮肤。

　　上颌神经经圆孔出颅，再经眶下裂、眶下孔浅出。分布于眼裂与口裂之间的面部皮肤，上颌牙齿、牙龈和口、鼻腔黏膜等。

　　下颌神经经卵圆孔出颅后分为：①运动纤维，支配咀嚼肌；②躯体感觉纤维，分支分布于口裂以下的面部、耳前及颞区的皮肤，还分布于下颌牙、舌前 2/3 黏膜、口腔底及颊黏膜。

8. 交感神经和副交感神经有何区别？

　　交感神经和副交感神经的主要区别有低级中枢位置不同、神经节位置不同、节前和节后纤维长短不同、分布范围不同（见教材交感神经和副交感神经区别表）。

第六篇

内分泌系统实验及习题

实验二十一　内分泌系统

一、实验目的和要求

1. 内分泌器官和内分泌组织的基本概念，内分泌系统的组成和功能，甲状腺、肾上腺及垂体的形态和位置。

2. 甲状旁腺和胸腺的形态和位置。

3. 松果体的形态和位置。

二、实验内容

1. 结合内分泌腺标本和模型及内分泌系统挂图，观察内分泌系统的组成，辨认垂体、甲状腺、甲状旁腺、肾上腺的位置。

2. 结合颅底标本和模型，去除垂体窝上方的鞍膈，观察垂体的位置和形态，将垂体取出，观察垂体的大小和分部。理解垂体分泌和释放激素的功能和临床意义，垂体肿大时可压迫周围的哪些器官，可出现哪些临床症状。

3. 结合颈部标本和模型，观察甲状腺的形态、位置和分部，理解气管切开时对峡部的影响。同学之间互相观察和触摸对方颈前部，检查甲状腺并做吞咽动作，体会甲状腺随吞咽而上下移动的感觉。理解甲状腺的功能和临床意义，甲状腺肿大时可压迫周围的哪些器官，出现哪些临床症状。

4. 结合颈部标本和模型，翻起甲状腺，观察其背面甲状旁腺的位置和形态。理解甲状旁腺的功能和临床意义。临床上做甲状腺次全切除术时，注意避免甲状旁腺被切除。

5. 结合整尸标本和模型，观察胸腺、肾上腺的形态和位置，理解肾上腺分泌激素的作用和临床意义。

6. 结合脑正中矢状切标本和模型，观察松果体位置和形态，理解松果体分泌激素的作用，以及钙化松果体在诊断颅内占位性病变中的临床意义。

三、实验仪器、设备和材料

1. 内分泌腺标本和模型。

2. 颅底标本和模型。

3. 颈部标本和模型。

4. 整尸标本和模型。

5. 脑正中矢状切标本和模型。

6. 内分泌系统挂图。

四、实验步骤

1. 示教内分泌系统的组成，垂体、甲状腺、甲状旁腺、肾上腺和松果体的形态和位置。

2. 指导学生观察有关内分泌系统的标本、模型、挂图，同学之间互相观察和触摸对方颈前部，检查甲状腺。

3. 小结本次课程内容。

五、实验注意事项

1. 内分泌器官较分散，且有的较小，需要结合多个标本仔细寻找，同时观察过程中注意保护内分泌器官免受损坏。

2. 脑垂体在实物标本上很难见到，需要借助颅底标本上的垂体窝显示其位置，借助模型观察其形态。

3. 肾脏是寻找肾上腺的标志，注意观察并比较左、右肾上腺的形态学特征。

内分泌系统习题

一、A型选择题（每题有A、B、C、D、E 5个备选答案，请从中选择1个最佳答案）

1. 下列关于内分泌腺特征的描述，错误的是
   A. 无排泄管道，称无管腺　　B. 血供丰富　　　　　　C. 与神经系统无关
   D. 体积较小　　　　　　　　E. 分泌物经循环系统送至靶器官或靶组织

2. 下列关于甲状腺的描述，正确的是
   A. 分泌甲状腺素　　　　　　B. 位于胸部
   C. 峡部位于3~6气管软骨的前方　　　　　　　D. 侧叶贴于喉下部
   E. 吞咽时不随喉移动

3. 下列关于甲状旁腺的描述，错误的是
   A. 棕黄色，呈扁椭圆形　　B. 似黄豆大小
   C. 当其功能亢进时易发生骨折　　　　　　　　D. 通常分为上、下两对
   E. 多位于甲状腺实质内

4. 下列关于肾上腺的描述，正确的是
   A. 属于成对的黄色的实质性器官　　　　　　　B. 位于腹膜后肾门处
   C. 与肾共同包裹在肾三层被膜内
   D. 左侧呈三角形，右侧呈半月形
   E. 当肾下垂时，肾上腺随之下降

5. 下列关于垂体的描述，错误的是
   A. 位于垂体窝内　　　　　　B. 分腺垂体和神经垂体两部　　C. 仅由腺细胞组成
   D. 为不成对的椭圆形器官　　E. 上借漏斗连于下丘脑

6. 下列哪种激素分泌不足时，可引起血钙浓度下降
   A. 甲状腺　　　　　　　　　B. 甲状旁腺　　　　　　C. 肾上腺
   D. 垂体　　　　　　　　　　E. 松果体

7. 神经垂体内贮存的激素有
   A. 加压素和缩宫素　　　　　B. 生长激素和加压素　　C. 促甲状腺素和生长激素
   D. 生长激素和促肾上腺皮质激素　　　　　　　E. 促甲状旁腺素

二、填空题

1. 人体内分泌腺可以分两大类：内分泌器官包括_____、_____、_____、_____、_____、_____，内分泌组织有_____、_____等。

2. 甲状腺位于_____部_____的深面，形态呈_____形，可分为2个_____叶和连于两者间的_____。

3. 甲状旁腺多附于_____后缘的纤维囊上，有时也埋于_____组织内。包括上、下两对，上方的一对位于_____，下一对位于_____动脉附近。

4. 成年后松果体不断有钙盐沉着，形似颗粒，临床上称_____，可作为颅部 X 线定位的一个标志。

三、名词解释

1. 激素

2. 内分泌器官

3. 甲状腺峡

四、问答题

1. 甲状腺手术时，如何避免切除甲状旁腺？

2. 描述垂体的形态、位置、分叶。

内分泌系统习题参考答案

一、A 型选择题

1. C　2. A　3. E　4. A　5. C　6. B　7. A

二、填空题

1. 甲状腺　甲状旁腺　肾上腺　垂体　松果体　胸腺　胰岛　生殖腺

2. 颈　胸骨甲状肌　H　侧　峡

3. 侧叶　甲状腺　上 1/3 与中 1/3 交界处　甲状腺

4. 脑砂

三、名词解释

1. 激素：内分泌系统的分泌物称激素，直接进入血液和淋巴运送至全身特定的靶器官，对人体的新陈代谢、生长、发育、生殖等发挥重要的调节作用。

2. 内分泌器官：结构上独立存在，肉眼可见的无管腺，分泌的激素直接进入血液和淋巴，对机体起调节作用。

3. 甲状腺峡：甲状腺左、右侧叶之间的部分，位于第 2~4 气管软骨环的前方，有时向上伸出锥状叶。气管切开时，应避免损伤甲状腺峡。

四、问答题

1. 甲状腺手术时，如何避免切除甲状旁腺？

由于甲状旁腺贴附在甲状腺侧叶后面，有时还可以埋入腺实质内，术中寻找辨认比较困难。为保留甲状旁腺，则要避免切除甲状腺侧叶后部，若切除过多，可导致手足抽搐症，甚至死亡。

2. 描述垂体的形态、位置、分叶。

垂体是人体最复杂的内分泌腺，垂体借漏斗连于下丘脑，呈椭圆形，位于颅中窝蝶骨体上的垂体窝内。

上面被硬脑膜形成环形的鞍膈所覆盖，鞍膈中央有漏斗穿过，并通过漏斗连于下丘脑。

垂体分腺垂体和神经垂体2个部分：腺垂体又分为远侧部、结节部和中间部，远侧部和结节部称垂体前叶；神经垂体由神经部和漏斗组成，神经部和中间部，称垂体后叶。腺垂体具有分泌功能，神经垂体仅有贮存和释放功能。

人体解剖学
实验报告

专业 _____

班级 _____

姓名 _____

学号 _____

实验报告（一）

实验名称　**躯干骨**　　　姓名 ＿＿＿＿＿＿　　　学号 ＿＿＿＿＿＿

一、填图：胸椎侧面观

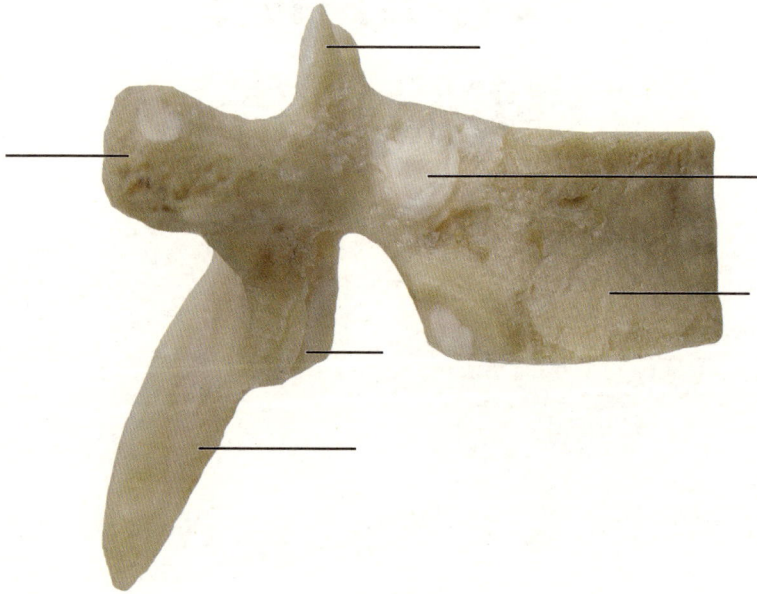

二、画图：骨的构造

评分 ＿＿＿＿＿　　教师签名 ＿＿＿＿＿＿　　20＿＿＿年＿＿月＿＿日

实验报告（二）

实验名称　**颅骨**　　　**姓名** _____　　　**学号** _____

一、填图：颅底内面观

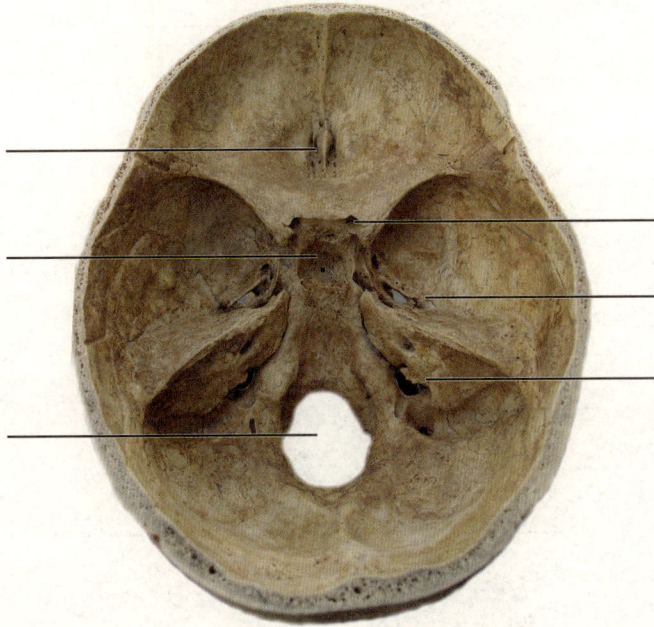

二、画图：下颌骨

评分 _____　　　教师签名 _____　　　20___ 年 __ 月 __ 日

实验报告（三）

实验名称　__四肢骨__　　　**姓名** _____　　　**学号** _____

一、填图：　髋骨的外面观

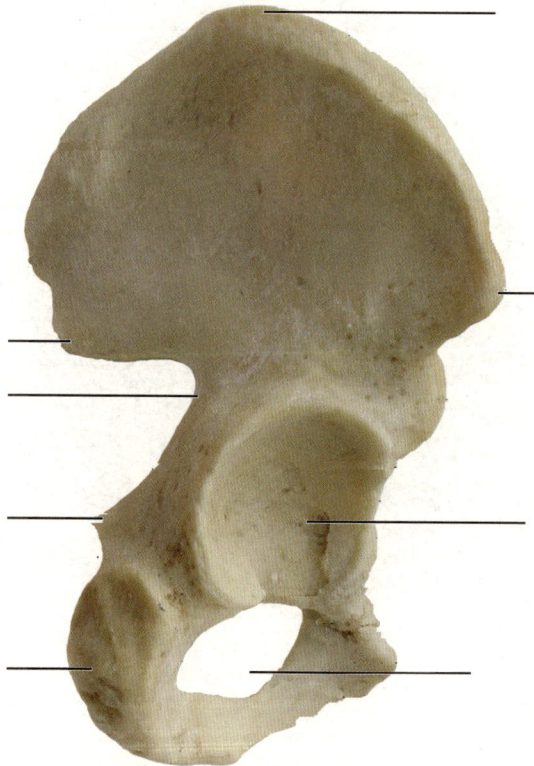

二、画图：肩胛骨的前、后面观

评分 _____　　　**教师签名** _____　　　20___年__月__日

实验报告（四）

实验名称　**骨连结**　　　　姓名 _____　　　　学号 _____

一、填图：椎骨间连结

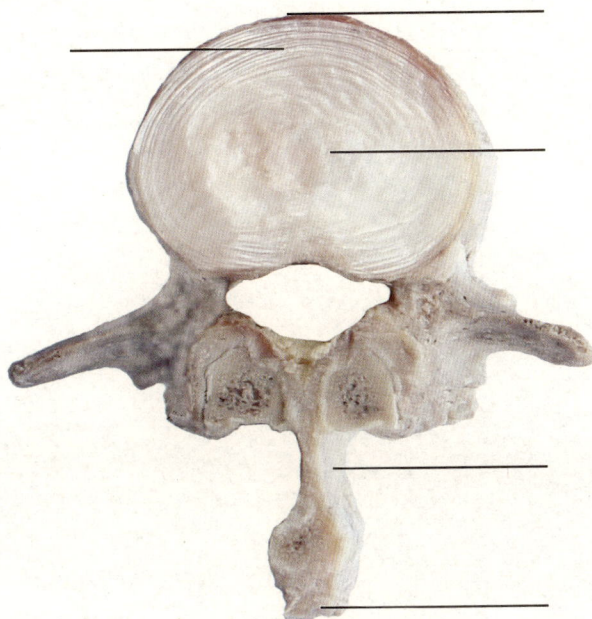

二、填图：膝关节

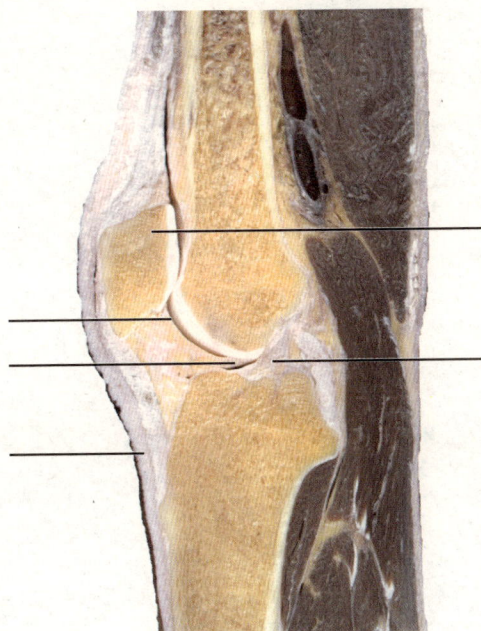

三、画图：关节的基本构造

评分 _____   教师签名 _____   20____年__月__日

实验报告（五）

实验名称 <u>躯干肌</u>　　　**姓名** _____　　　**学号** _____

一、填图：前腹外侧壁肌（示腹股沟管）

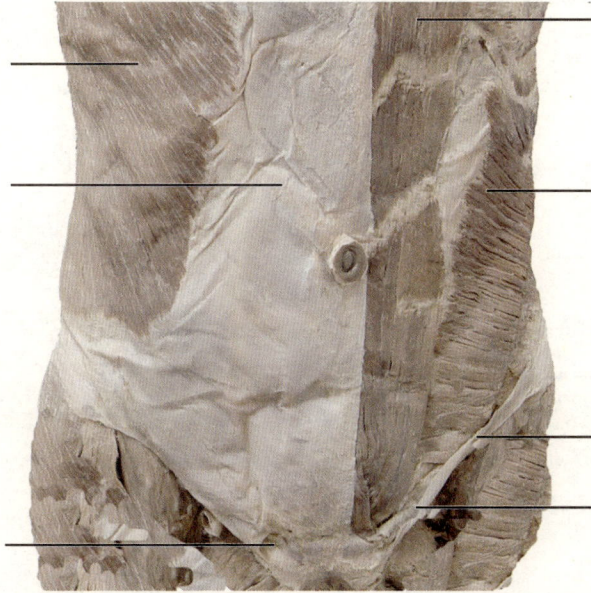

二、画图：肋间内、外肌

实验报告（六）

实验名称　头颈肌和四肢肌　　　　姓名 _____　　　学号 _____

一、填图：头颈肌

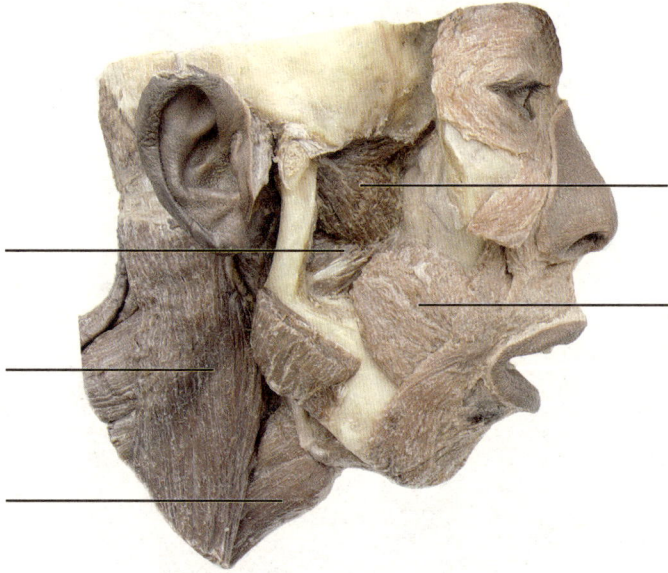

二、画图：臂前、后肌

评分 _____　　　教师签名 _____　　　20____年__月__日

实验报告（七）

实验名称　**消化系统**　　　姓名 _____　　　学号 _____

一、填图：头颈正中矢状切

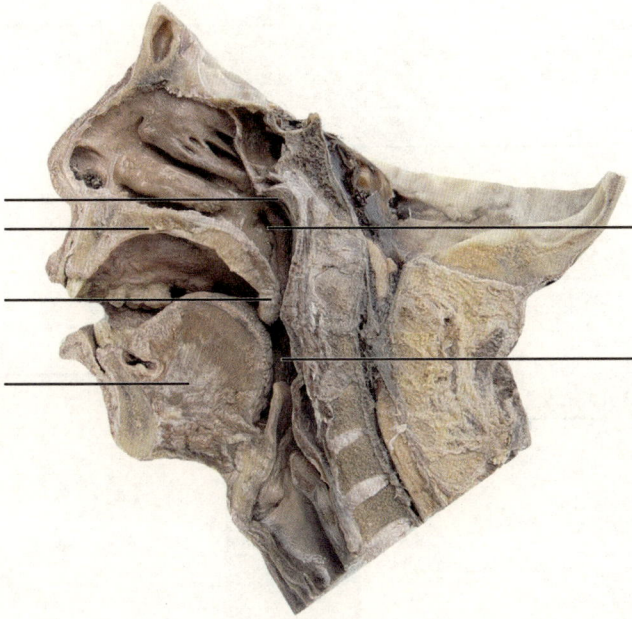

二、画图：肝、肝门结构

评分 _____　　　教师签名 _____　　　20____年__月__日

实验报告（八）

实验名称　**呼吸系统**　　　姓名 _____　　　学号 _____

一、填图：喉的软骨及其连结

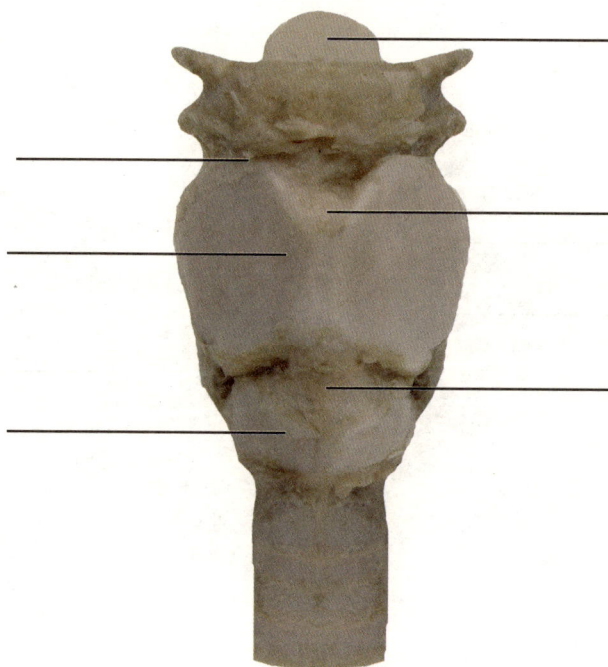

二、画图：左、右肺的纵隔面观

评分 _____　　　教师签名 _____　　　20____年__月__日

实验报告（九）

实验名称 <u>泌尿系统和男性生殖系统</u>　　　姓名 _____　　　学号 _____

一、填图：肾的冠状切面

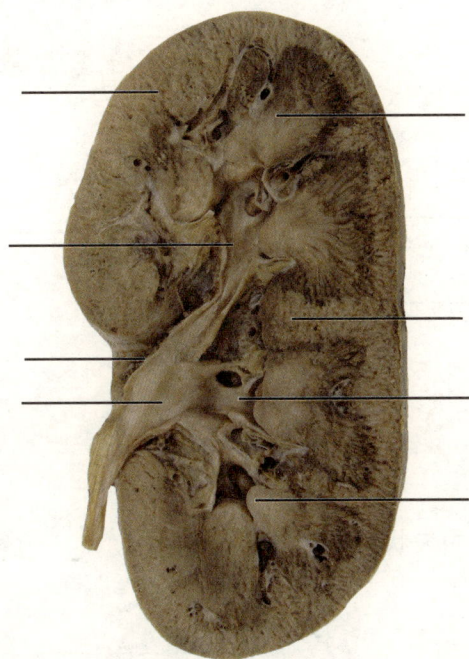

二、填图：经前列腺的矢状切

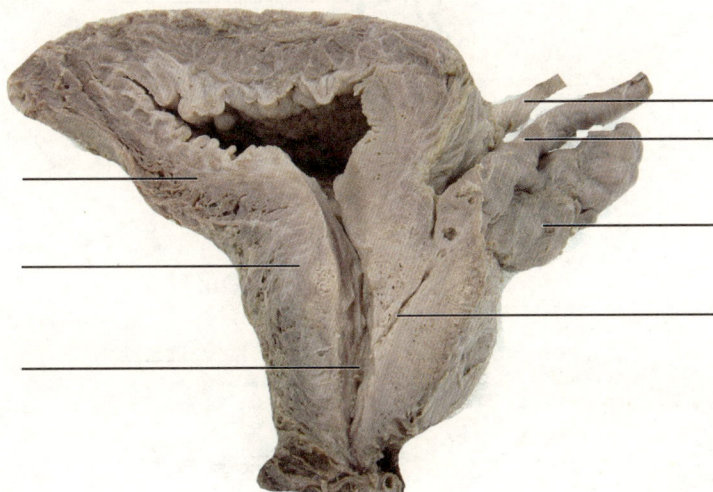

评分 _____　　　教师签名 _____　　　20____年__月__日

实验报告（十）

实验名称 <u>女性生殖系统、腹膜</u>　　　**姓名** _____　　　　**学号** _____

一、填图：女性生殖系统（正中矢状切）

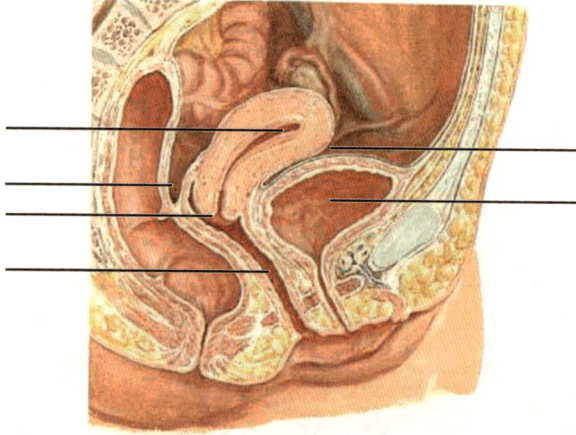

二、填图：腹盆正中矢状切

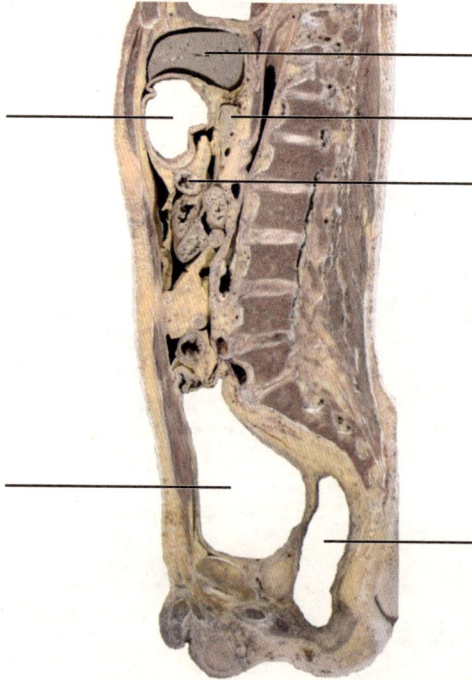

评分 _____　　　　教师签名 _____　　　　20____年__月__日

实验报告（十一）

实验名称　**心**　　　姓名 ＿＿＿＿＿＿　　学号 ＿＿＿＿＿＿

一、填图：右心室腔

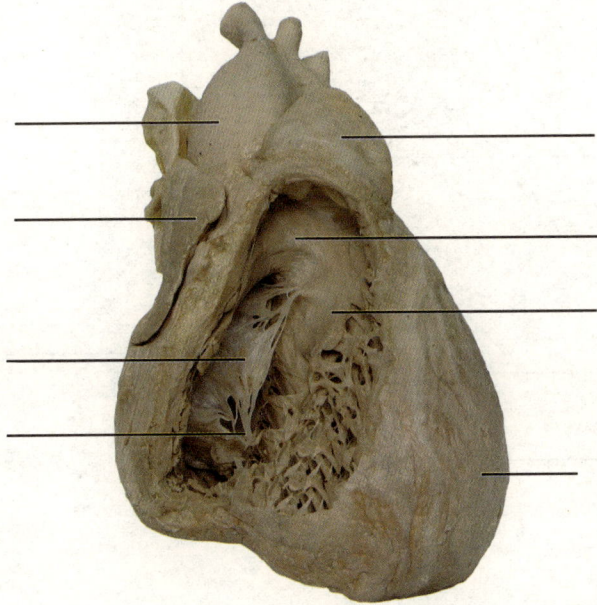

二、画图：心的前面观（含血管）

评分 ＿＿＿＿＿＿　　教师签名 ＿＿＿＿＿＿　　20＿＿＿年＿＿月＿＿日

实验报告（十二）

实验名称　<u>动脉</u>　　**姓名** _____　　　　**学号** _____

一、填图：头颈动脉

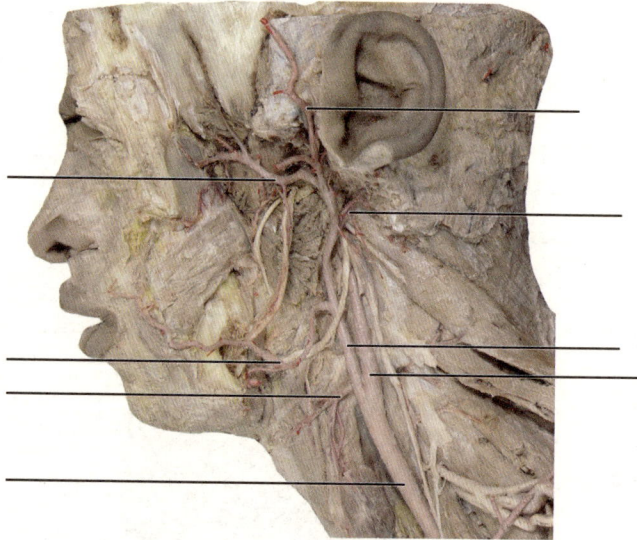

二、画图：供应胃的动脉及其来源

评分 _____　　　　**教师签名** _____　　　　20____年__月__日

实验报告（十三）

实验名称 <u>静脉和淋巴系统</u>   姓名 _____   学号 _____

一、填图：肝门静脉及属支

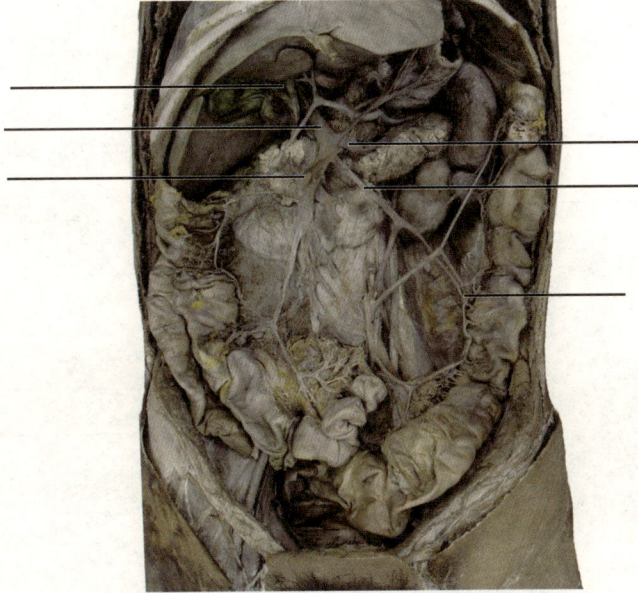

二、画图：大隐静脉的行程及其属支

评分 _____   教师签名 _____   20____年__月__日

实验报告（十四）

实验名称　__感觉器官__　　　姓名 _____　　　学号 _____

一、填图：眼外肌

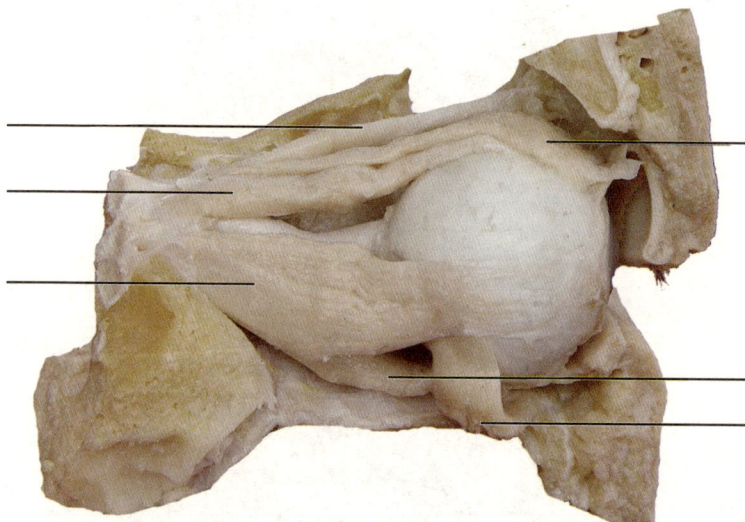

二、画图：骨迷路

评分 _____　　　教师签名 _____　　　20____年__月__日

实验报告（十五）

实验名称 <u>脊髓和脑干</u>　　　　**姓名** <u>　　　　</u>　　　　**学号** <u>　　　　</u>

一、填图：脊髓（带被膜）

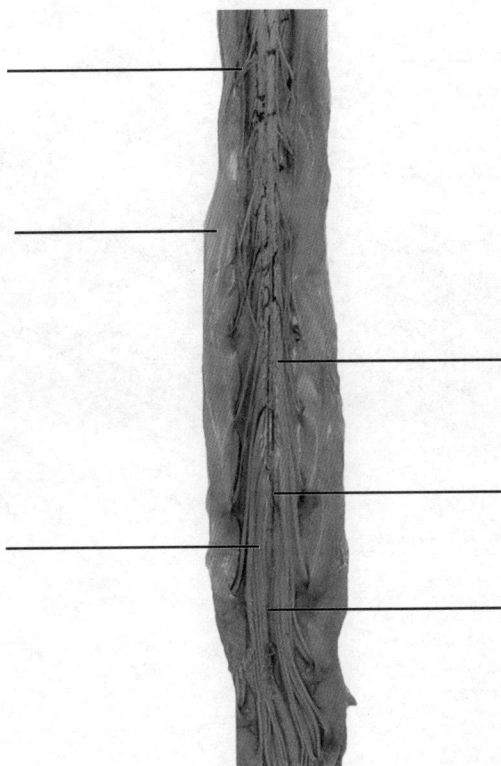

二、画图：脑干腹侧面观

评分 <u>　　　　</u>　　　　教师签名 <u>　　　　</u>　　　　20<u>　　</u>年<u>　</u>月<u>　</u>日

实验报告（十六）

实验名称 间脑、小脑和端脑　　　　姓名 _____　　　　学号 _____

一、填图：小脑下面观

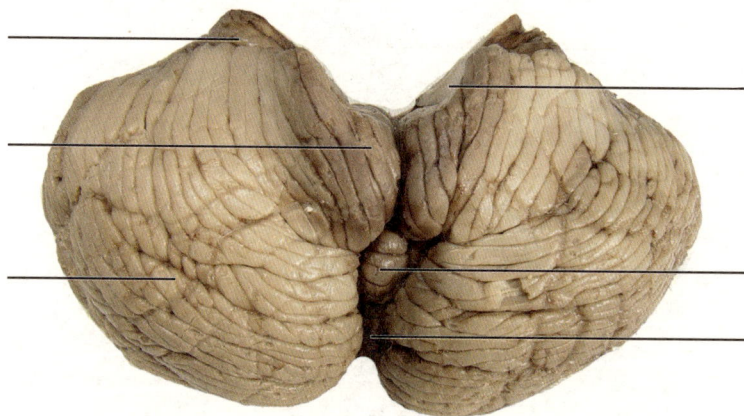

二、画图：内囊及其结构的模式图

评分 _____　　　教师签名 _____　　　20____年__月__日

实验报告（十七）

实验名称　<u>脊神经</u>　　　姓名 _____　　　学号 _____

一、填图：臂丛及其分支

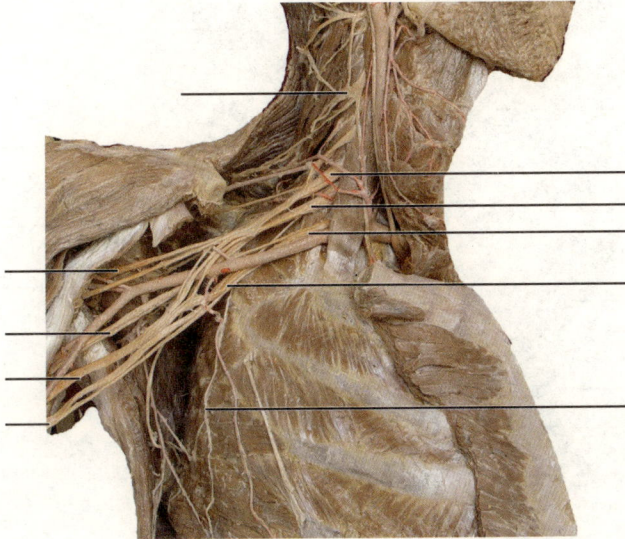

二、画图：颈丛皮支

评分 _____　　　教师签名 _____　　　20____年__月__日

实验报告（十八）

实验名称　<u>脑神经</u>　　　姓名 _____　　学号 _____

一、填图：头颈深层

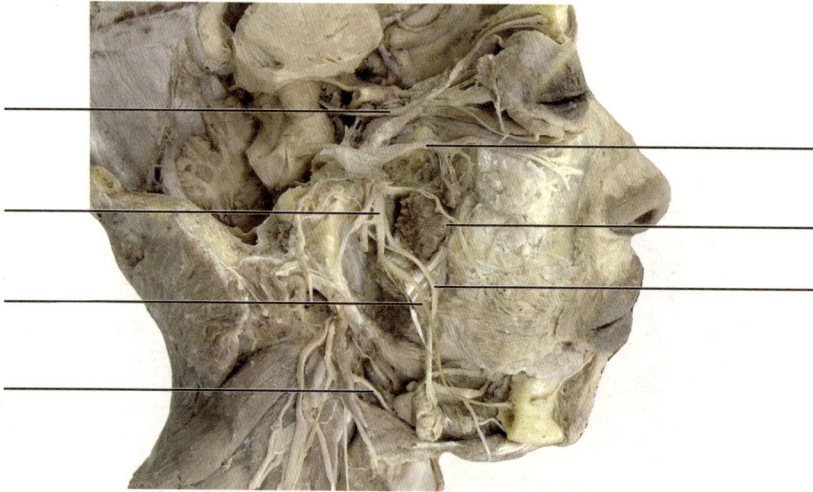

二、画图：面神经的行程

评分 _____　　　教师签名 _____　　　20____年__月__日

实验报告（十九）

实验名称 <u>脑和脊髓的被膜、血管及脑脊液循环</u> 姓名 _____ 学号 _____

一、填图：脑血管

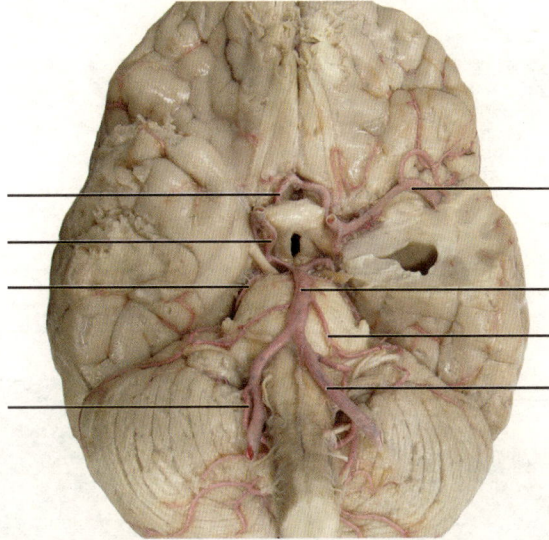

二、填图：脑和脊髓的被膜及脑脊液循环

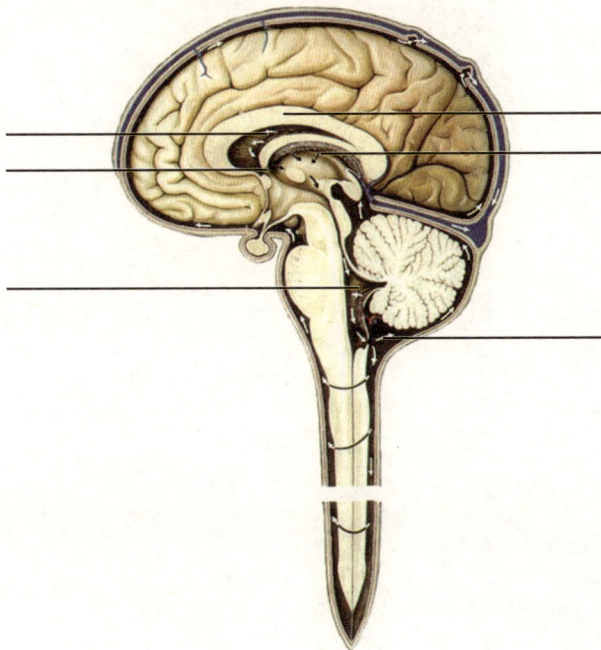

评分 _____   教师签名 _____   20___年_月_日

实验报告（二十）

实验名称 <u>传导通路，内分泌系统</u>   姓名 _____   学号 _____

一、填图：甲状腺

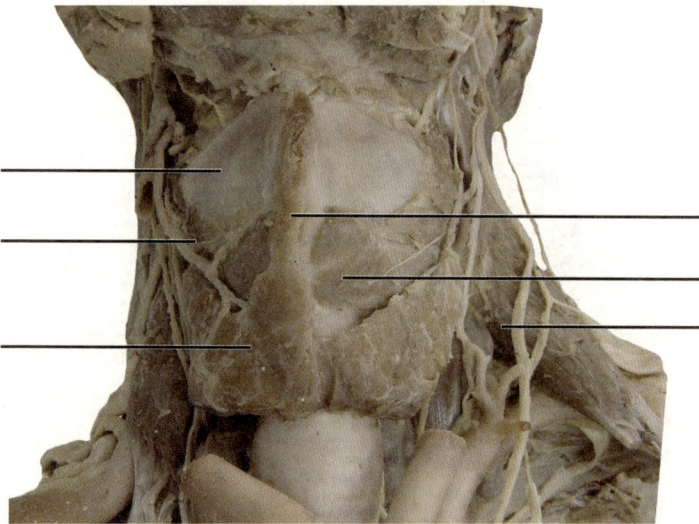

二、画图：躯干四肢深感觉传导通路模式图

评分 _____   教师签名 _____   20___年__月__日